Hirak Shah
Kunjal Vegad
Dhwani Shah

A enzima beta secretase BACE1, alvo da doença de Alzheimer - segredo

Hirak Shah
Kunjal Vegad
Dhwani Shah

A enzima beta secretase BACE1, alvo da doença de Alzheimer - segredo

ScienciaScripts

Imprint

Cover image: www.ingimage.com

This book is a translation from the original published under ISBN 978-620-8-01101-7.

Publisher:
Sciencia Scripts
is a trademark of
Dodo Books Indian Ocean Ltd. and OmniScriptum S.R.L publishing group

120 High Road, East Finchley, London, N2 9ED, United Kingdom
Str. Armeneasca 28/1, office 1, Chisinau MD-2012, Republic of Moldova, Europe
Printed at: see last page
ISBN: 978-620-8-21311-4

A enzima -Secretase BACE1 é um alvo para a doença de Alzheimer

Resumo: Apesar de a maioria dos idosos e dos médicos de cuidados primários concordarem que as avaliações cognitivas curtas são importantes para detetar a demência, apenas metade dos idosos já fez uma avaliação e apenas 16% dos idosos recebem avaliações cognitivas regularmente. Estão disponíveis várias oportunidades educativas para apoiar o aumento da utilização de avaliações cognitivas curtas no contexto dos cuidados primários. Estes resultados estão relacionados com inquéritos realizados pela Associação de Alzheimer relativamente a avaliações para deteção de demência. Há vários componentes associados à patogénese da doença de Alzheimer, incluindo o stress oxidativo/disfunção mitocondrial, a toxicidade amiloide/tau e a disfunção colinérgica. Para além dos vários biomarcadores, farmacoterapias e alvos terapêuticos acessíveis, a enzima de clivagem da proteína precursora de amiloide 1 (BACE1) do local Beta é um alvo racional no desenvolvimento de medicamentos para a doença de Alzheimer (DA) devido ao seu papel na clivagem amiloidogénica da proteína precursora de amiloide (APP) na geração de amiloide β (Aβ). Esta β-secretase cliva não só a proteína precursora amiloide (APP) e os seus homólogos, mas também uma pequena série de substratos, incluindo a neuregulina e a subunidade β2 do canal de sódio controlado por voltagem, que desempenham um papel muito importante no desenvolvimento e na função normal do cérebro. Além disso, a BACE1 é modulada a nível pós-tradução por vários factores que estão associados a funções fisiológicas e patológicas. Desde a descoberta da BACE1, há mais de uma década, a química medicinal e a farmacocinética dos inibidores de pequenas moléculas da BACE1 têm-se revelado um desafio para o tratamento da doença de Alzheimer.

Palavras-chave: Doença de Alzheimer, proteína precursora amiloide (APP), BACE1

Conteúdo

1. INTRODUÇÃO

A doença de Alzheimer (DA) é uma doença neurodegenerativa caracterizada por um declínio progressivo da memória e da cognição. Tal como a doença das artérias coronárias é um tipo de doença cardíaca, a doença de Alzheimer é um tipo de doença cerebral. Para além disso, é uma doença degenerativa, o que significa que se agrava com o tempo. Pensa-se que a doença de Alzheimer começa 20 anos ou mais antes do aparecimento dos sintomas, com alterações cerebrais subtis de que o indivíduo doente não se apercebe. São necessários anos de alterações cerebrais para que as pessoas apresentem sintomas óbvios, como perda de memória e dificuldades de linguagem. A origem dos sintomas é a destruição ou lesão das células nervosas, ou neurónios, nas áreas do cérebro relacionadas com o pensamento, a aprendizagem e a memória (função cognitiva). Os sintomas da doença de Alzheimer persistem normalmente numa pessoa durante anos. Os sintomas agravam-se frequentemente com o tempo e começam a limitar a capacidade da pessoa para realizar as tarefas diárias. Nessa altura, a pessoa é classificada como tendo demência de Alzheimer, ou demência provocada pela doença de Alzheimer.

Os neurónios de outras áreas do cérebro sofrem danos ou são eliminados à medida que a doença se agrava. Pode ser-lhes impossível continuar com actividades que antes eram centrais para a sua identidade, como organizar reuniões familiares ou praticar desporto. Os neurónios das áreas do cérebro responsáveis por actividades corporais básicas, como andar e engolir, acabam por ficar danificados. As pessoas que sofrem das últimas fases da doença de Alzheimer ficam confinadas às suas camas e precisam de cuidados 24 horas por dia. A doença de Alzheimer acaba por provocar a morte [1,2].

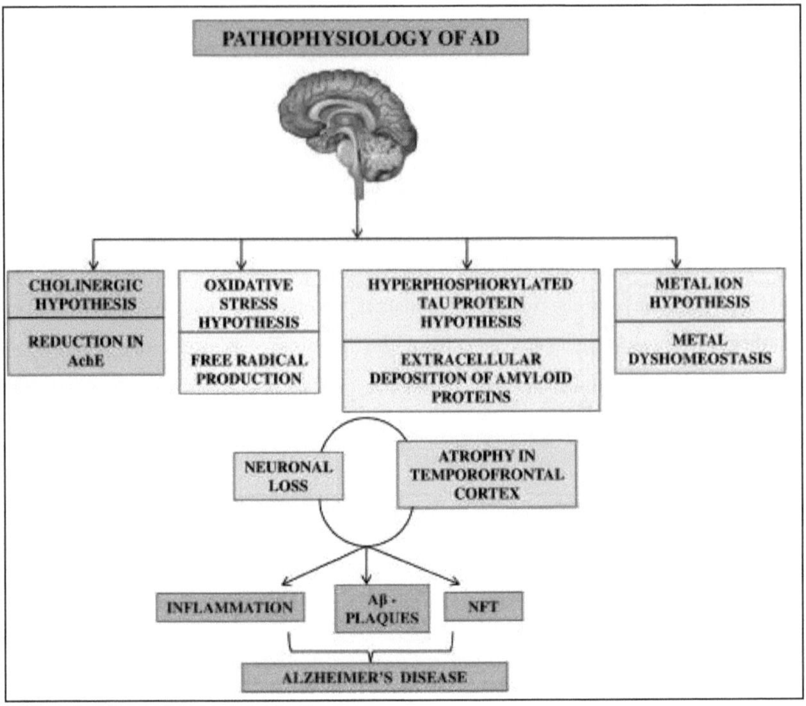

1.1 Alterações cerebrais associadas à doença de Alzheimer

Existem mais de 100 mil milhões de neurónios num cérebro adulto saudável, e cada um deles tem extensões longas e ramificadas. Os neurónios individuais são capazes de se ligar a outros neurónios graças aos seus prolongamentos. A informação é transferida nestas ligações, conhecidas como sinapses, através de pequenas explosões químicas que são detectadas por um neurónio recetor depois de serem libertadas por uma célula. Existem mais de 100 triliões de sinapses no cérebro. Estas proporcionam uma transmissão rápida de sinais através dos circuitos neurais do cérebro, formando a base molecular para memórias, pensamentos, sentimentos, sensações, acções e capacidades.

A doença de Alzheimer está associada a uma série de anomalias cerebrais, incluindo a acumulação do fragmento de proteína beta-amiloide (também conhecido como placas beta-amilóides) no exterior dos neurónios e a forma aberrante da proteína tau (também conhecida como emaranhados de tau) no interior dos neurónios. Ao obstruir a transmissão de neurónio para neurónio nas sinapses, as placas beta-amilóides podem ser um fator de morte celular, enquanto os emaranhados de tau impedem a nutrição e outros químicos vitais de entrar nos neurónios.

Há um ponto de viragem em que a tau aberrante começa a espalhar-se pelo cérebro à medida que os níveis de beta-amiloide aumentam.

A atrofia e a inflamação são duas outras alterações no cérebro. As micróglias, que são células do sistema imunitário do cérebro, são activadas quando estão presentes as proteínas nocivas beta-amiloide e tau. As micróglias tentam remover as proteínas nocivas das células mortas e moribundas, bem como dispersar os resíduos das mesmas. Pensa-se que a inflamação crónica começa quando a micróglia é incapaz de processar e eliminar tudo o que precisa de ser removido. A perda de células causa atrofia, ou encolhimento, do cérebro. A redução da capacidade do cérebro para digerir a glucose, o principal combustível do cérebro, prejudica ainda mais a função cerebral normal.

Um estudo recente de indivíduos com mutações genéticas pouco comuns que causam a doença de Alzheimer descobriu que os níveis cerebrais de beta-amiloide estavam acentuadamente elevados 22 anos antes do início previsto dos sintomas (as pessoas com estas mutações genéticas apresentam normalmente os sintomas na mesma idade que o seu progenitor que tem a doença). O encolhimento do cérebro começou 13 anos antes do início previsto dos sintomas, enquanto o metabolismo da glucose começou a diminuir 18 anos antes do início previsto dos sintomas.

As pessoas podem continuar a funcionar normalmente porque o cérebro se adapta primeiro às primeiras alterações da doença de Alzheimer. O cérebro já não se consegue adaptar às alterações provocadas pelos danos contínuos nas células nervosas e as pessoas apresentam uma perda gradual da função cognitiva. Ao longo do tempo, desenvolvem-se emaranhados e placas em diferentes partes do cérebro, para além das áreas responsáveis pela função cognitiva [8]. Mais tarde, os danos nas células nervosas tornam-se tão graves que as pessoas apresentam um declínio cognitivo evidente, incluindo sintomas comportamentais como tristeza, alterações de personalidade e falta de interesse em actividades outrora apreciadas, bem como sintomas cognitivos como perda de memória ou confusão sobre o tempo e o local. Mais tarde, as funções corporais básicas, como a deglutição, ficam comprometidas [2].

1.2 Fases da doença de Alzheimer

A doença de Alzheimer pré-clínica, o défice cognitivo ligeiro (DCL) provocado pela doença de Alzheimer e a demência provocada pela doença de Alzheimer são as três fases da doença atualmente reconhecidas pelo estudo. Existem sintomas nas duas últimas fases, mas a sua intensidade é variável [2].

1.2.1 Doença de Alzheimer pré-clínica

As pessoas que se encontram nesta fase, que ainda está a ser estudada, têm alterações detectáveis no sangue, no cérebro e no líquido cefalorraquidiano (biomarcadores) que apontam para as fases iniciais da doença de Alzheimer, mas ainda não apresentam sintomas como a perda de memória. Embora algumas das anomalias cerebrais precoces associadas à doença de Alzheimer possam ser identificadas em contextos de investigação graças aos conhecimentos e recursos disponíveis, são necessários mais estudos para melhorar a precisão destas técnicas antes de serem amplamente utilizadas em clínicas, hospitais e outros contextos de cuidados de saúde. É fundamental recordar que, embora muitas pessoas com um biomarcador de Alzheimer venham a sofrer de DCL ou demência, nem todas as pessoas com um biomarcador o fazem.

1.2.2 CCL devido à doença de Alzheimer

Os indivíduos diagnosticados com défice cognitivo ligeiro (DCL) em resultado da doença de Alzheimer apresentam provas de biomarcadores de uma alteração cerebral relacionada com a doença de Alzheimer (por exemplo, níveis elevados de beta-amiloide) e um declínio cognitivo superior ao esperado para a sua idade, mas que não interfere significativamente com as actividades diárias. No ICM, as alterações cognitivas podem ser visíveis para os amigos e familiares, mas podem não ser visíveis para os outros.

15 a 20 por cento das pessoas com 65 anos de idade ou mais sofrem de DCL de qualquer tipo. Em comparação com as pessoas sem DCL, as pessoas com DCL, especialmente as que têm problemas de memória, têm um risco acrescido de contrair a doença de Alzheimer ou outro tipo de demência. De acordo com uma investigação recente, 15% dos doentes com CCL com mais de 65 anos que tiveram dois anos de acompanhamento sofreram de demência. De acordo com uma análise sistemática que combina e resume os dados de várias investigações, 32% das pessoas com DCL passaram a sofrer de demência de Alzheimer durante um período de acompanhamento de cinco anos. Além disso, uma meta-análise - um tipo de investigação em que são analisados os resultados de vários estudos - descobriu que 38% dos doentes com DCL que foram seguidos durante pelo menos cinco anos acabaram por adquirir demência.

A doença de Alzheimer não é a causa de todos os casos de DCL. Algumas pessoas com DCL voltam a ter uma cognição normal ou estabilidade. Em alguns casos, ocorre um diagnóstico incorreto de DCL, por exemplo, quando um medicamento altera involuntariamente a função cognitiva. Uma vez que as distinções entre as alterações cognitivas normais relacionadas com a idade e as alterações cognitivas relacionadas com a doença de Alzheimer podem ser ligeiras, as pessoas podem por vezes ser incorretamente diagnosticadas com DCL ou demência (ver Quadro 1). É fundamental que as pessoas que observam alterações nas suas capacidades cognitivas procurem assistência médica para verificar se as alterações são relacionadas com a idade, reversíveis ou indicativas da doença de Alzheimer ou de outra demência.

Os investigadores começaram agora a aperceber-se da importância de as pessoas idosas descreverem as suas próprias experiências com problemas cognitivos e de memória, mesmo que estas ocorram antes ou fora de uma avaliação médica formal. O declínio cognitivo subjetivo é o termo utilizado para descrever a experiência individual de deterioração cognitiva. O declínio cognitivo subjetivo é de interesse para os investigadores porque, por vezes, pode ser um sinal da doença de Alzheimer nas suas fases iniciais. Os doentes com declínio cognitivo subjetivo adquirem frequentemente - embora nem sempre - ICM e demência.

1.2.3 Demência devida à doença de Alzheimer

A demência relacionada com a doença de Alzheimer é definida por problemas observáveis a nível cognitivo, comportamental e de memória que afectam negativamente a capacidade da pessoa para realizar tarefas quotidianas. Estão também presentes anomalias cerebrais relacionadas com a doença de Alzheimer.

As pessoas com doença de Alzheimer apresentam muitos sintomas que variam ao longo dos anos. O grau de destruição das células nervosas em várias regiões do cérebro reflecte-se nestes sintomas. As pessoas apresentam sintomas de demência a ritmos diferentes, desde ligeiros a moderados e graves.

A maioria das pessoas com demência de Alzheimer moderada é capaz de trabalhar de forma independente em muitas áreas, mas para otimizar a sua liberdade e estar em segurança, é provável que necessite de assistência em algumas tarefas. Podem ainda ser capazes de trabalhar, conduzir e dedicar-se aos seus passatempos. As pessoas que se encontram na fase moderada da demência de Alzheimer, que é frequentemente a fase mais longa, podem ter dificuldade em comunicar e em realizar actividades diárias como vestir-se e tomar banho. Ocasionalmente, podem também tornar-se incontinentes e sofrer alterações de comportamento e de personalidade, como agitação e desconfiança. As pessoas com demência de Alzheimer que se encontram nas fases graves da doença necessitam provavelmente de cuidados 24 horas por dia e de assistência nas tarefas quotidianas.

A fase grave da demência de Alzheimer é a fase em que o impacto da doença na saúde física de uma pessoa é mais visível. As pessoas que sofrem danos nas regiões motoras do cérebro acabam por ficar acamadas. O confinamento à cama aumenta o risco de desenvolver coágulos sanguíneos, infecções cutâneas e sépsis, que podem causar uma resposta inflamatória em todo o corpo e levar à falência de órgãos. Comer e beber torna-se um desafio quando há lesões nas regiões do cérebro responsáveis pelo controlo da deglutição. Como resultado, as pessoas podem engolir alimentos para a traqueia, em vez de para o esófago, o tubo de alimentação. Os fragmentos de alimentos podem alojar-se nos pulmões e provocar infecções pulmonares. A pneumonia por aspiração é o nome desta infeção em particular, que é um fator significativo na morte de vários doentes de Alzheimer.

É de salientar que certas pessoas apresentam sintomas semelhantes aos da demência sem as alterações graduais do cérebro associadas à doença de Alzheimer ou a outras doenças cerebrais degenerativas.
A depressão, a apneia do sono não tratada, o delírio, os efeitos secundários dos medicamentos, os problemas da tiroide, certas deficiências vitamínicas e o consumo excessivo de álcool são causas comuns de sintomas semelhantes aos da demência. Estas doenças podem frequentemente ser tratadas para as reverter, ao contrário da doença de Alzheimer e de outras demências [2].

1.3 Biomarcadores: Ferramentas para o diagnóstico e o avanço da investigação

Um biomarcador é uma variável biológica que pode ser quantificada para mostrar se uma doença está presente ou não, qual a probabilidade de ocorrer ou a rapidez com que uma doença está a progredir. Por exemplo, a pressão arterial elevada é um biomarcador do risco de doença cardíaca e a glicose sanguínea elevada é um diagnóstico de diabetes. As quantidades de beta-amiloide e de tau anormal no cérebro, reveladas por imagens de tomografia por emissão de positrões (PET), os níveis de proteínas específicas nos fluidos (como os níveis de tau e de beta-amiloide no líquido cefalorraquidiano e de grupos específicos de proteínas no sangue) e o grau de metabolismo da glicose no cérebro, revelado por imagens PET utilizando o radiotraçador fluorodeoxiglicose, são alguns dos factores que estão a ser estudados como biomarcadores da doença de Alzheimer [3,4].

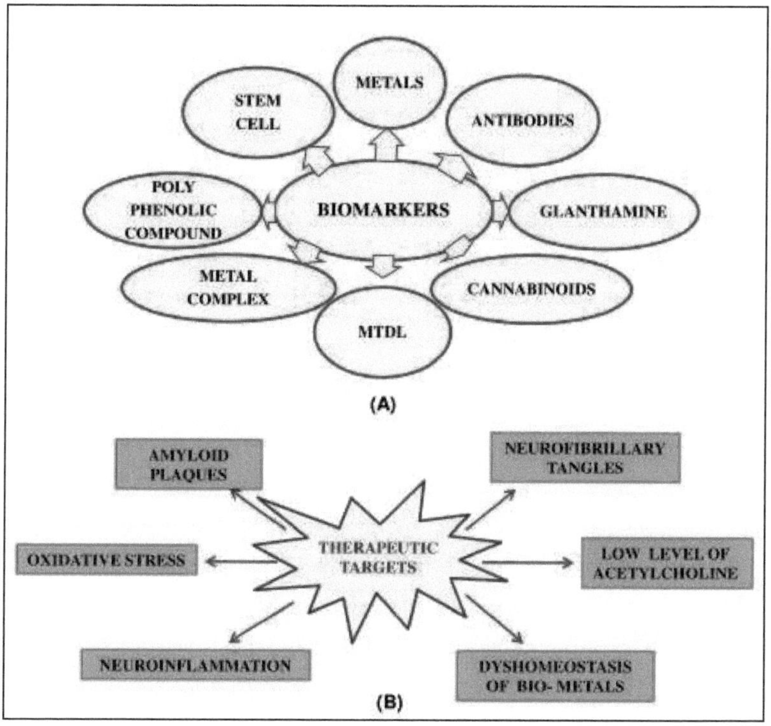

[Biomarcadores (A) e alvos terapêuticos (B) para o tratamento da doença de Alzheimer].

1.3.1 Galantamina

Atualmente, a extração de galantamina de uma variedade de espécies de Amaryllidaceae - incluindo Leucojum spp., espécies de Narcissus e Galanthus spp. - demonstrou ser uma estratégia terapêutica crucial para retardar o processo de degradação neuronal associado à doença de Alzheimer.23 A galantamina é bem tolerada durante a terapia a longo prazo. A Alemanha e a Áustria licenciaram anteriormente a galantamina, também conhecida como Nivalin, para o tratamento da doença de Alzheimer. Também é vendida na Alemanha para vários fins, incluindo a nevralgia facial.

1.3.2 Canabinóides

O sistema canabinóide surgiu como uma estratégia terapêutica promissora para o tratamento da doença de Alzheimer. O composto conhecido como canabinóide é constituído por vários receptores canabinóides (CBs), como os bem estudados receptores CB1 e CB2. Os resultados demonstram que, em modelos experimentais de Alzheimer, a ativação dos receptores CB1 e CB2 em doses não psicoactivas com agonistas naturais ou sintéticos reduz os efeitos deletérios da ação do péptido beta-amiloide e da fosforilação da tau, ao mesmo tempo que reforça os mecanismos de reparação intrínsecos do cérebro.

1.3.3 Anticorpos

Uma vez que altera os níveis de Aβ e Aβ1, a imunoglobulina intravenosa ou os anticorpos Aβ puros podem ser recomendados como um tratamento viável. Isto sugere que podem ser úteis como terapia para a doença de Alzheimer.

1.3.4 MTDL

Para encontrar novos tratamentos para a DA, a terapia com ligandos dirigidos a múltiplos alvos, ou MTDL, é uma abordagem potencial, dada a etiologia múltipla da doença. A maioria dos novos compostos com estruturas heterodiméricas pode interagir com uma variedade de alvos quando combinados com farmacóforos; estas moléculas podem ter origem natural ou ser medicamentos previamente desenvolvidos (tacrina, donepezil, galantamina, memantina). Embora alguns dos fármacos aqui discutidos pareçam oferecer esperança para a terapia, outros poderiam servir como uma fonte útil de inspiração para o desenvolvimento de tratamentos novos e eficientes para a DA.

1.3.5 Complexos metálicos

Os complexos metálicos fluorescentes de longa duração de ruténio e irídio que apresentam alterações notáveis nos seus espectros electrónicos após a ligação às fibrilas Aβ podem revelar-se ferramentas valiosas para a investigação dos mecanismos moleculares subjacentes à produção e agregação de amiloide. Os aductos com diferentes comprimentos do péptido Aβ e os complexos que contêm iões cineticamente inactivos interagem para produzir diferentes níveis de toxicidade e tendência para a agregação. Para que os complexos metálicos sejam agentes terapêuticos eficazes, devem cumprir as normas rigorosas e exigentes dos agentes terapêuticos, de modo a suprimir a produção de amiloide e a toxicidade do Aβ.

1.3.6 Compostos polifenólicos

Uma vez que os compostos polifenólicos têm potentes propriedades antioxidantes, anti-inflamatórias, antibacterianas e anticancerígenas, estão a ser considerados como potenciais remédios naturais para uma vasta gama de doenças, incluindo problemas neurológicos. A investigação em curso indica que os produtos químicos polifenólicos, provenientes de numerosas fontes, podem atenuar a neuropatia cerebral e melhorar o desempenho cognitivo em modelos animais da doença de Alzheimer através de uma série de processos diferentes.

1.3.7 Metais

Além disso, o lítio tem sido considerado um agente neuroprotector e um medicamento potencial para alterar o curso de várias doenças neurodegenerativas, como a doença de Alzheimer. O lítio pode ter benefícios neuroprotectores porque afecta muitos processos homeostáticos relacionados com a inflamação, a autofagia, o stress oxidativo, a resposta neurotrófica e a função mitocondrial. O amplo espetro de reacções intracelulares observado pode ser potencialmente atribuído a dois efeitos principais do lítio, nomeadamente a inibição da glicogénio sintase quinase-3 beta (GSK-3β) e da inositol monofosfatase (IMP).

1.3.7 Células estaminais

As células estaminais podem ser utilizadas para tratar a doença de Alzheimer, de acordo com dados pré-clínicos recentes. Os mecanismos subjacentes a uma terapia baseada em células estaminais para a doença de Alzheimer (DA) incluem a neuroprotecção e a ação trófica mediada por células estaminais, a anti-amiloidogénese, a regulação vantajosa e a substituição de neurónios. As iPSC podem ser utilizadas para simular a DA, estudar a fisiopatologia da DA esporádica e familiar e testar medicamentos anti-DA.

1.4 Farmacoterapêutica Medicamentos aprovados pela FDA para AD

Embora não exista uma cura conhecida para a DA, um medicamento pode ajudar a melhorar a cognição e a função, ao mesmo tempo que abranda a deterioração clínica. Algumas pessoas podem ser capazes de ajudar com sintomas como desorientação e perda de memória. A Food and Drug Administration (FDA) dos Estados Unidos autorizou o uso de medicamentos que podem abrandar a deterioração clínica dos doentes com DA, bem como tratamentos que podem atenuar temporariamente alguns dos sintomas relacionados com a doença. É importante consultar um profissional de saúde antes de iniciar qualquer tratamento, para determinar a sua aplicabilidade. Os doentes que utilizam estes medicamentos devem ser observados de perto por um profissional de saúde que tenha conhecimentos sobre os mesmos e possa garantir que os protocolos prescritos são rigorosamente cumpridos.

A sua utilidade é restrita, estando atualmente licenciados e vendidos para o tratamento da demência associada à doença de Alzheimer. O donepezil, a galantamina e a rivastigmina são três medicamentos que influenciam as vias colinérgicas no sistema nervoso central (SNC). Os três medicamentos têm propriedades anticolinesterásicas e o produto natural alcaloide galantamina funciona como um modulador alostérico nos receptores da nicotina-acetilcolina. Todos estes medicamentos são atualmente comercializados sob a forma de genéricos e estão autorizados para o tratamento da demência ligeira a grave; no entanto, dependendo dos resultados dos testes cognitivos, são frequentemente prescritos a doentes em fases iniciais de pré-demência que apresentam uma deterioração progressiva considerável da memória.42 O medicamento mais recente autorizado para a DA nos EUA é a memantina, que se destaca por ser o primeiro a ter como alvo as vias glutaminérgicas e os receptores N-metil-d-aspartato.

Um mecanismo fisiopatológico na doença de Alzheimer foi recentemente identificado como sendo o excesso de glutamato nas sinapses excitatórias com citotoxicidade associada, presumivelmente em resultado da redução da absorção de glutamato pela microglia. Num modelo de rato da doença, a regulação glutaminérgica influencia o agrupamento de espinhas dendríticas. Consequentemente, os doentes com DA moderada são incluídos num ensaio de fase II com riluzol, um inibidor da libertação de glutamato e da ativação dos receptores de glutamato pós-sinápticos. A terapia crónica com memantina reduz os níveis de Aβ em animais idosos e em modelos de DA. Também altera a via de endocitose da APP, que é necessária para a clivagem mediada pela β-secretase. Como resultado, a geração de Aβ é reduzida. A memantina e o donepezil são medicamentos autorizados que podem ser utilizados em monoterapia para tratar os sintomas da DA, para além das suas utilizações aprovadas.

A memantina e o donepezil têm métodos de ação distintos e complementares; quando tomados em conjunto, proporcionam mais vantagens ao doente. A informação inicial que sugere que a memantina e o donepezil podem ser utilizados em conjunto de forma segura foi obtida a partir de resultados de investigação clínica em voluntários saudáveis. A memantina tem um bom perfil de segurança em doentes com DA quando utilizada em conjunto com um tratamento estável com ChEI.

Administrado por via intravenosa (IV) como um anticorpo anti-amiloide, o aducanumab (AduhelmTM) é um tratamento para a DA. É frequentemente aconselhada a realização de um teste de diagnóstico autorizado pela FDA antes de iniciar o tratamento. Trata-se de um anticorpo monoclonal (mAb) totalmente humano com elevada afinidade que se liga maioritariamente à amiloide parenquimatosa do que à amiloide vascular. Também se liga a formas agregadas de Ab. Foi criado através de uma abordagem médica translacional inversa, em que adultos mais velhos sem doença de Alzheimer receberam o anticorpo na esperança de que tivessem uma resistência particularmente forte à doença. Foi observado que a injeção intraperitoneal de aducanumab em ratinhos Tg2576 provoca placas parenquimatosas e facilita a sua remoção sem causar micro-hemorragias. Além disso, os investigadores observaram um agrupamento de macrófagos cerebrais em torno das placas remanescentes, o que indica que a fagocitose é um mecanismo provável de eliminação.

A "hipótese da cascata amiloide" afirma que a acumulação de amiloide-oligopeptídeo no cérebro é a causa da DA. O anticorpo monoclonal IgG1 aducanamab liga-se aos aminoácidos 3.7,1.6 do amiloide-. Os resíduos amilóides Phe4, His6, Glu3 e Arg5 são os principais responsáveis pela interação entre o amiloide e a região Fab do aducanumab.

Estudos em animais mostraram que a terapêutica com acetaminofenab reduz os níveis de amiloide, mas os ensaios em humanos não mostraram reduções significativas nos níveis de amiloide-40 e amiloide-42 [3,4].

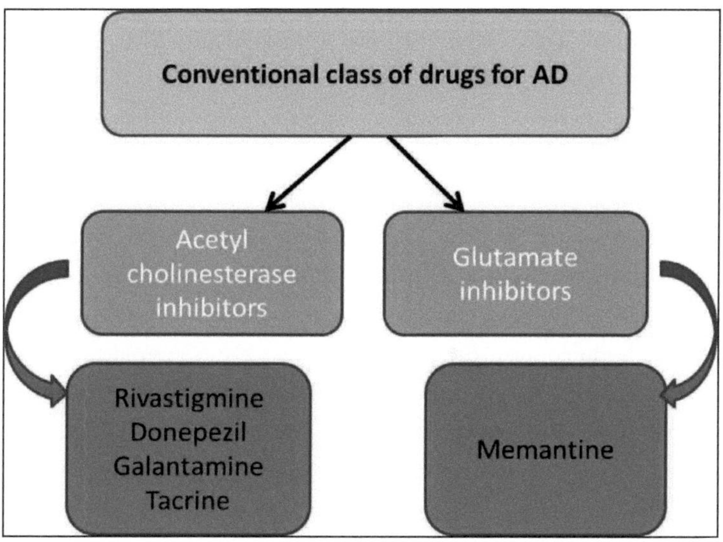

[Classe convencional de medicamentos para o tratamento da DA].

1.5 Terapia não farmacológica de AD

Os indivíduos com doença de Alzheimer podem melhorar a sua qualidade de vida (QOL) através da utilização de terapias não farmacológicas (TNP).44 Um pequeno número de ensaios clínicos aleatorizados e controlados bem conduzidos demonstrou que diferentes estratégias não farmacológicas, como a terapia de estimulação cognitiva, o treino cognitivo e a reabilitação cognitiva, têm benefícios modestos mas significativos no tratamento dos sintomas cognitivos em indivíduos com DA. Além disso, estas estratégias podem ter benefícios aditivos quando combinadas com a terapêutica com inibidores da colinesterase.45 Muitos dos problemas associados ao envelhecimento que afectam o sono e a vigília podem ser causados por uma redução das amplitudes dos ritmos circadianos. Nos doentes com Alzheimer e nos idosos, a modulação não farmacológica do ritmo circadiano utilizando uma variedade de estímulos externos parece ser benéfica para melhorar o sono e o desempenho cognitivo [3].

1.5.1 Dormir

A doença de Alzheimer parece incluir os distúrbios do sono como um fator que contribui para a sua patogénese. Um sono inadequado provoca a acumulação de amiloide-β (Aβ), que pode inicialmente causar perda de memória antes de progredir para a doença de Alzheimer (DA). Vários estudos revelaram que os hábitos de sono têm um impacto direto ou indireto na doença de Alzheimer. Existem associações e um mecanismo concebível entre a doença de Alzheimer, a Aβ e os distúrbios do sono sem movimentos rápidos dos olhos (NREM). Um novo componente que liga o Aβ cortical à fraca consolidação da memória dependente do hipocampo é a perturbação do sono não-REM. Dormir o suficiente parece ser um novo objetivo de tratamento à medida que as pessoas envelhecem, oferecendo benefícios terapêuticos e antecipatórios. Existe uma relação bidirecional e causal entre a fisiopatologia do Aβ e o sono NREM que pode aumentar o risco e o desenvolvimento da doença de Alzheimer. A perturbação do sono NREM serve como um novo biomarcador para a DA. A perturbação do sono não-REM pode indicar um novo mecanismo através do qual o Aβ cortical impede a consolidação da memória que depende da região do hipocampo. A perturbação da fisiologia do sono NREM apresenta um biomarcador não invasivo da patologia da Aβ, do risco de AD e do desenvolvimento fisiopatológico da AD com potencial utilidade diagnóstica. A investigação relaciona a perturbação do sono com o avanço da DA; trata-se de uma condição mutável, prometendo uma terapia terapêutica e preventiva.

1.5.2 Atividade física

Existem provas que ligam as variáveis biológicas diretas e indirectas que influenciam a saúde do cérebro à atividade física e cognitiva. Estudos subsequentes devem especificar o tipo, o nível, a duração e a disposição das intervenções.47 Numerosos estudos demonstram que a atividade física protege o cérebro, especialmente reduzindo a probabilidade de desenvolver a doença de Alzheimer, que é a demência progressiva que causa a demência. A genética é um dos outros elementos que podem influenciar o aparecimento de doenças neurológicas. Por outro lado, uma AF modesta melhora frequentemente a saúde física e mental dos idosos. Nos idosos, podem obter-se vantagens cognitivas através do exercício cardiovascular de intensidade moderada, do treino com pesos, dos alongamentos, da tonificação e das actividades de amplitude de movimentos. Embora os processos precisos pelos quais a atividade física reduz a probabilidade de demência permaneçam incompletos, a AF deve ser promovida porque melhora o nível de vida de todos os cidadãos idosos. A investigação atual indica que a atividade física pode reduzir potencialmente as taxas de demência. É possível que a AF surja como a componente comportamental que mais apoia o envelhecimento físico e mental saudável. Independentemente da idade, existem atualmente provas que apoiam as vantagens cognitivas da AF a curto e a longo prazo.

1.5.3 Musicoterapia

Para os sintomas comportamentais e psicológicos da demência, a musicoterapia é um tratamento não farmacológico viável; no entanto, a maioria das investigações sobre o assunto são limitadas e não controladas, apesar de algumas se terem revelado promissoras. Para os doentes com DA moderadamente grave e grave, a musicoterapia é uma forma segura e eficaz de reduzir a agitação e a ansiedade.49 A fisiopatologia da doença de Alzheimer não é totalmente compreendida e esta lacuna de conhecimentos cria oportunidades para erros de diagnóstico, seleção de alvos terapêuticos, desenvolvimento de candidatos a medicamentos e conceção de ensaios clínicos. Estão a ser realizadas numerosas investigações in vitro e in vivo, mas o principal objetivo deve ser a identificação de um tratamento adequado para a doença de Alzheimer, pelo que este avanço na criação de medicamentos para a doença tem de ser reexaminado. Para além de nos oferecer novas perspectivas sobre o tratamento da doença de Alzheimer, a investigação em ensaios clínicos ajuda normalmente a investigar os padrões de interação farmacológica, em vez de se centrar apenas em potenciais alvos individuais de medicamentos. Estamos cada vez mais perto de criar a melhor estratégia farmacêutica possível para o tratamento da doença de Alzheimer, graças a uma série de ensaios clínicos aleatórios em curso que apresentam resultados encorajadores e fornecem um meio de promover uma maior colaboração entre empresas farmacêuticas, cientistas básicos e investigadores clínicos.

1.6 Gestão dos riscos da doença de Alzheimer

Estudos recentes indicam que a diminuição da prevalência da demência pode ser atribuída ao aumento do desempenho cognitivo e físico. Uma vez que atualmente não existe tratamento para a doença de Alzheimer, é imperativo encontrar factores de risco modificáveis para reduzir a frequência desta doença debilitante. Numerosos estudos demonstraram que as doenças associadas a um estilo de vida sedentário, como a obesidade e a diabetes mellitus tipo 2, bem como a hipertensão, aumentam o risco de DA. O risco de doença de Alzheimer é acentuadamente aumentado por dois factores: doença psicológica (depressão) e exposição bioquímica (hiper-homocisteína). A investigação revelou as interações complexas entre as condições pré-existentes (fragilidade, hipertensão, aterosclerose carotídea, tensão arterial baixa e DM-2 na população asiática) e os factores relacionados com o estilo de vida (baixa escolaridade, IMC elevado a meio da vida, IMC baixo e atividade cognitiva) que afectam o risco (o fumo do cigarro contém mais de 4500 substâncias químicas tóxicas que se combinam para formar radicais livres, que conduzem a perturbações neurológicas associadas ao stress oxidativo).72 O consumo de álcool ligeiro a moderado, o stress e o IMC elevado no final da vida diminuem o risco) na influência do risco de DA.73 A etiologia da DA ainda não é clara; no entanto, o papel do ambiente como suposto fator de risco ganhou importância. Além disso, as evidências sustentam que as exposições pré e pós-natais a factores ambientais predispõem ao aparecimento de doenças neurodegenerativas numa fase posterior da vida. Os metais neurotóxicos, como o chumbo, o mercúrio, o alumínio, o cádmio e o arsénico, bem como alguns pesticidas e nanopartículas à base de metais, têm sido implicados na doença de Alzheimer devido à sua capacidade de aumentar o péptido beta-amiloide (Aβ) e a fosforilação da proteína Tau (P-tau), causando placas senis/amilóides e emaranhados neurofibrilares (NFT) caraterísticos da doença de Alzheimer. Existem vários factores de risco genéticos para o aparecimento da doença de Alzheimer e o seu papel na patogénese da DA [5].

2. GERAÇÃO DE *Aβ* E PROCESSAMENTO DE APP

2.1 Amiloide β (Aβ) hipótese

O péptido β amiloide é extraído da proteína precursora amiloide (APP). Trata-se de um péptido de 38-43 aminoácidos, de natureza heterogénea. Aβ regula a plasticidade sináptica a nível fisiológico [6-8]. No entanto, alguns estudos afirmam que a Aβ causa toxicidade sináptica a nível patológico [9-13]. Por conseguinte, os níveis de Aβ têm de ser reduzidos para aumentar a função sináptica, tal como referido na hipótese da cascata amiloide [14, 15]. A mutação na APP perto do local de clivagem do BACE1 provoca um aumento da produção total de Aβ por clivagem afirmativa do BACE1 [16-18]. A mutação genética da presenilina 1 e 2 (PS1 e PS2) favorece a produção de Aβ1-42 em pequenas quantidades, alterando a atividade da γ-secretase [19-21]. No entanto, por outro lado, a depuração de Aβ falha devido à acumulação de monómeros de Aβ [22-24]. Esta acumulação leva ao início de uma série de etapas de auto-montagem que resultam na formação de agregados Aβ solúveis. Deste modo, prejudica várias funções neuronais através da deposição entre neurónios e perto da sinapse, causando a formação de placas amilóides [25, 26]. A principal causa da doença de Alzheimer é a acumulação das proteínas amiloide β (Aβ) e Tau. De acordo com a "hipótese da cascata amiloide", a Proteína Precursora Amiloide (APP) pode ser uma proteína transmembranar abundante. A clivagem sequencial desta proteína por secretases (α, β e γ) gera a Aβ-42 [27-29].

2.2 APP PROCESSING

O processamento da APP tem lugar através de duas vias: I) Via não amiloidogénica (via α), II) Via amiloidogénica (via β). As vias α e β competem pelo substrato da APP. A APP é clivada preferencialmente pela via α num cérebro saudável, e o equilíbrio muda para a via β **(Fig.1)**.

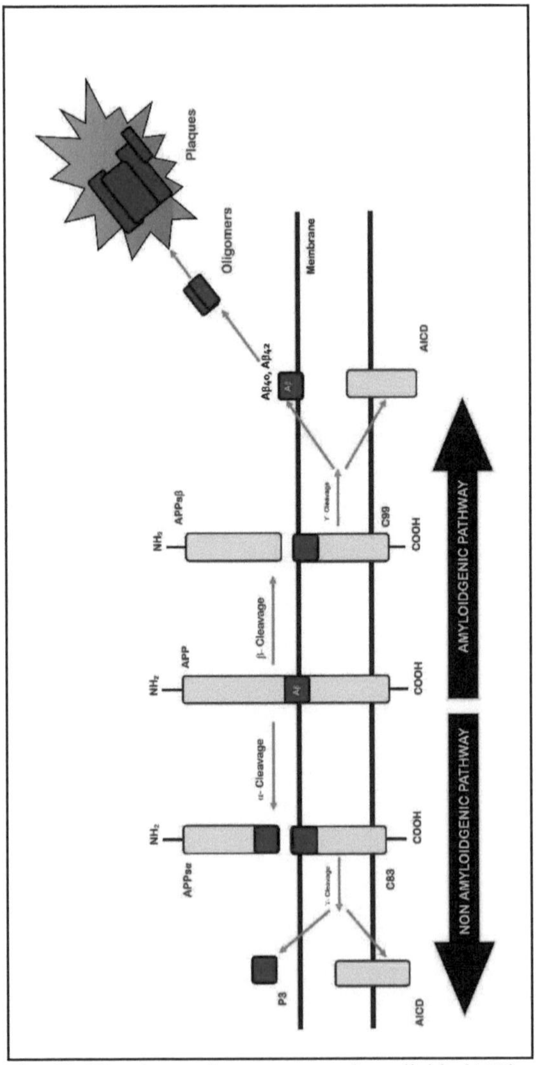

Fig. (1). Vias da proteína precursora do amiloide (APP).

I) Via não amiloidogénica (via α): Nesta via, a maior parte é clivada pela γ-secretase. Preferencialmente, a clivagem da APP ocorre nos aminoácidos 16 e 17 pela α-secretase, formando a sAPPa e um fragmento C-terminal mais curto de 83 aminoácidos (C83), que é posteriormente clivado pela γ-secretase, formando um péptido não tóxico de 3kDa (p3) [28].

II) Via amiloidogénica (via β): Nesta via, uma pequena porção de APP é clivada pela β-secretase e forma APPβ solúvel e filamentos C-terminais longos de 99 aminoácidos. Este filamento é posteriormente clivado pela γ-secretase, formando a Aβ-42. Aβ-42 é mais hidrofóbica e fibrilogénica em comparação com as suas diferentes isoformas (Aβ-39 e Aβ-40) e, por conseguinte, forma oligómeros. Estes oligómeros interagem com vários receptores neuronais, desencadeando uma cascata neurodegenerativa que causa disfunção mitocondrial, stress do retículo endoplasmático, stress oxidativo, danos no ADN, neuroinflamação, perturbação da atividade normal da quinase e da fosfatase, conduzindo à hiperfosforilação da proteína Tau e à consequente formação de emaranhados neurofibrilares (NFT), causando a fatalidade neuronal [30-32].

3. BACE1

O BACE1 é um novo ácido aspártico transmembranar de 501 aminoácidos do tipo 1 associado à pepsina e à família das proteases aspárticas retrovirais. O gene humano BACE1 está situado no cromossoma 11. O gene BACE1 humano contém nove exões e oito intrões [33]. O pré-RNAm do BACE1 conduz a várias isoformas proteicas que diferem na atividade enzimática através de um complexo splicing alternativo. A atividade diferencial do BACE1 no cérebro e no pâncreas é contribuída por este splicing alternativo [34-37]. O BACE1 501 de comprimento total é resistente à endoglicosilase-H, ao passo que o BACE1 457 e o BACE1 476 são sensíveis à endoglicosilase-H. O BACE1 457 e o BACE1 476 estão localizados no retículo endoplasmático [38]. Uma pequena quantidade de BACE1 501 está presente no retículo endoplasmático e no lisossoma e a maior quantidade está presente nos endossomas e no aparelho de Golgi [39]. A BACE1 engloba uma região designada por "flap", com uma estrutura bilobal, simetria pseudo-2-flod e que contém uma ansa flexível em forma de pino β. O flap coloca o substrato na geometria correta para a catálise, controlando o contacto do substrato com o sítio ativo [40]. O BACE1 e o BACE2 têm um limite molecular alargado do domínio catalítico, que é a principal caraterística estrutural que os torna completamente diferentes das diferentes proteases aspárticas e que conduz à extensão carboxiterminal nos lóbulos do terminal C. A BACE1 pode acomodar até 11 resíduos de substrato, em comparação com outras proteases aspárticas, porque a sua fenda ativa é mais larga e menos hidrofóbica [41, 42].

3.1 Organização da estrutura de BACE1

O BACE1 possui um domínio transmembranar integral de tipo 1 com um grande ectodomínio de 434 aminoácidos, um prodomínio N-terminal de 21 aminoácidos, um domínio transmembranar de 21 aminoácidos e uma cauda citoplasmática de 24 aminoácidos. Existem quatro locais de N-glicosilação e seis resíduos de cisteína envolvidos em ligações dissulfureto intramoleculares no interior do domínio luminal. Como se mostra na **Fig.2**, os dois locais activos contêm motivos DTGS e DSGT [43]. A mutação do aspartato no motivo DSGT do terminal C não afecta a atividade do BACE1. Assim, pode dizer-se que o BACE1 forma dímeros a partir de dois monómeros e cada monómero fornece um aspartato [44]. Inicialmente, a BACE1 é sintetizada como um zimogénio do retículo endoplasmático e depois sujeita a N-glicosilação, palmitoilação, acetilação transitória e formação de pontes dissulfureto [45-48]. O seu compartimento Golgi amadurece e conduz à forma de 70K Da, sofrendo uma glicosilação complexa e a remoção do prodomínio por conversões da proteína furina pro-hormona [49, 50].

O motivo da dileucina no domínio citoplasmático na posição 496-500 promove a entrada e distribuição do BACE1 nos compartimentos endossómicos iniciais [51]. Esta distribuição de BACE1 é controlada pela GTPase ARF6 através do modo independente da clatrina em vez do modo dependente da clatrina [52]. A recuperação de BACE1 da rede endossómica precoce para a rede endossómica tardia e trans-Golgi ocorre através da fosforilação do motivo da dileucina na serina 498 e da interação da proteína de ligação ARF (GGAs) localizada no Golgi e contendo γ-orelhas, respetivamente [53-58]. Também depende do domínio citosólico da Sortilina homóloga da Vps10p através do complexo retrómero ou de mecanismos dependentes de GGA [59]. A reciclagem de BACE1 do TGN e do compartimento endossómico para a membrana plasmática ocorre a um ritmo relativamente lento. A monoubiquitinação na lisina 501 promove a degradação lisossómica, que depende do GGA3 [60]. A depleção dos níveis de proteína GGA3 causa a produção in vitro de Aβ e aumenta os níveis de proteína BACE1 em doentes com DA [61, 62]. A regulação negativa da expressão de seladina-1 resultou na apoptose de GGA3, aumentando assim a atividade subsequente de BACE1 [63]. O derramamento por ADAMs liberta o ectodomínio de BACE1 para espaços extracelulares, o que leva a uma pequena alteração em BACE1. No entanto, a abolição da libertação de BACE1 não afecta a produção de Aβ [64].

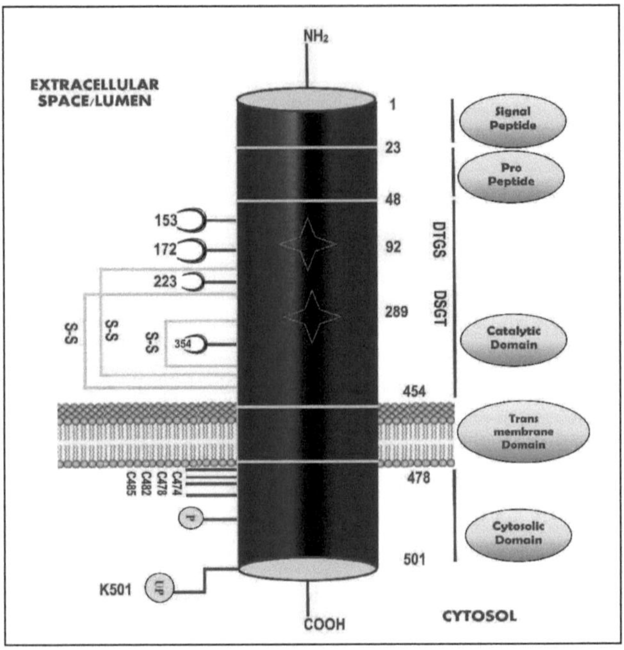

Fig. (2). Organização da estrutura do BACE1.

3.2 *Estrutura cristalina de BACE1*

A primeira estrutura cristalográfica de BACE1 complexada com um inibidor peptidomimético revelou um elevado grau de semelhança com as estruturas terciárias de outras aspartil proteases de mamíferos e fungos [41]. A estrutura de BACE1 tem uma simetria bilobal, pseudo-2-fold, com 28 dos resíduos de aminoácidos como sítio de superfície de ligação ao ligando a menos de 5 Å do ligando. O local de ligação do ligando é apresentado como uma superfície que inclui as subbolsas S1, S2, S3, S4, S1′, S2′, S3′ e S4′. Além disso, a atividade óptima de BACE1 é alcançada a pH ácido devido à sua localização em compartimentos intracelulares ácidos, o que sugere que um inibidor de BACE1 com um resíduo de amina básica com um pKa de 6,0 ou mais apresentaria uma melhor afinidade de ligação. Além disso, o local ativo do BACE1 é protegido por uma ansa flexível em forma de pelo β, geralmente conhecida como "flap", que controla o acesso do substrato ao local ativo através das suas alterações conformacionais e coloca o substrato na geometria correta para a catálise [33, 65].

O OM99-2 é um inibidor co-cristalizado que contém um inibidor peptidomimético baseado no substrato com 8 resíduos, o que demonstra a rede de ligações de hidrogénio no local e abrange as bolsas de ligação P4 a P4'. Neste, existe uma interação direta entre o -OH do análogo do estado de transição do hidroxietileno e os ácidos aspárticos catalíticos (Asp32 e Asp228) [33].

De acordo com a análise cristalográfica de raios X, a conformação de BACE1 existe na conformação aberta ou fechada devido à flexibilidade de Tyr71 na aba. Por conseguinte, a alteração da posição da aba em relação aos resíduos de ácido aspártico catalítico permite que o substrato ou o ligando se difunda para dentro e para fora do sítio ativo. A capacidade do grupo hidroxilo Tyr71 para formar uma ligação de hidrogénio com o NH da cadeia lateral do Trp76 permite que Tyr71 separe fisicamente as sub-bolsas S1 e S2′, resultando numa confirmação BACE1 fechada. Embora a conformação aberta de BACE1 seja observada quando a aba se afasta do Asp catalítico, o que, por sua vez, elimina a formação de uma ligação de hidrogénio entre os resíduos Tyr71 e Trp76, nesse caso, Tyr71 não estará adequadamente posicionado entre as subbolsas S1 e S2′ [66, 67].

Outra caraterística essencial do sítio ativo do BACE1 é a ansa 10-s, que está posicionada perto do terminal N (Ser10) na bolsa S3. Quando a ansa 10-s adopta uma conformação aberta, permite a ligação máxima do substrato à bolsa S3. No entanto, quando um ligando se liga, a aba fecha-se, o que estimula uma maior interação com a ansa 10-s, gerando uma estrutura complexa estável. Estes resíduos de ácido aspártico catalítico, a ansa β-hairpin e a ansa 10-s formam, em conjunto, uma bolsa de ligação para o substrato ou o inibidor da β-secretase. [68].

Outra caraterística da estrutura do BACE1 é a presença de uma bolsa especial perto da ansa 10-s devido à afetação de moléculas de água no meio do sítio catalítico. No entanto, esta bolsa não é normalmente ocupada pelo ligando, mas desempenha um papel essencial na clivagem hidrolítica das ligações peptídicas entre os resíduos Met e Asp da APP. [69, 40].

A β-secretase é inibida por pequenas moléculas que têm como alvo Arg296, e a bolsa hidrofóbica é geralmente preferida pela estrutura cristalográfica de raios X da BACE1 [70]. A seletividade dos inibidores de BACE1 em relação a BACE2 e outras proteases pode ter aumentado devido a moléculas que imitam a conformação distinta de P2 a P4' do inibidor ligado para uma melhor abordagem terapêutica. A mutagénese dirigida ao local do aminoácido que circunda o local de clivagem da APP determinou a preferência de sequência da β-secretase. A substituição de aminoácidos hidrofóbicos maiores, como o resíduo de metionina em P1, melhorou a eficiência da β-secretase e mostrou que a β-secretase é altamente específica da sequência. Por outro lado, a substituição de aminoácidos hidrofóbicos mais pequenos, como a valina, inibiu a clivagem e a substituição de outros aminoácidos em P1 e nos locais circundantes diminuiu a atividade de BACE-1. Por conseguinte, o BACE1 é considerado um alvo terapêutico essencial a desenvolver nesta região [71].

3.3 Regulação de BACE1

A atividade do BACE 1 é regulada por modificações pós-traducionais, bem como pelo transporte e degradação intracelulares.

3.3.1 ***Regulação do BACE1 através de modificações pós-traducionais***

A BACE1 é uma proteína que contém 501 aminoácidos que sofrem modificações pós-traducionais, incluindo palmitoilação, glicosilação, fosforilação e acetilação [70, 72].

3.3.1.1 ***Palmitoilação***

A palmitoilação do BACE1 ocorre nos domínios transmembranar e citosólico C-terminal em quatro resíduos de cisteína. Regula a orientação para as jangadas lipídicas. Estas jangadas lipídicas são domínios membranares distintos com uma elevada concentração de colesterol e glicoesfingolípidos [72-75]. A palmitoilação das proteínas tem vários efeitos, como a interação proteína-proteína, a dobragem, o tráfico e a associação com as jangadas lipídicas [76].

3.3.1.2 Fosforilação

A fosforilação do BACE1 ocorre na posição Ser498 no domínio citoplasmático. Regula a reciclagem entre os endossomas e a superfície celular [77, 78]. A interação entre BACE1 e GGA1 também é influenciada pela fosforilação da serina, que modula o tráfico intracelular de BACE1 [56, 58].

3.3.1.3 Glicosilação

A sequência primária do BACE1 tem quatro sítios potenciais para a N-glicosilação. A BACE1 é N-glicosilada no retículo endoplasmático para produzir uma forma imatura que sofre posteriormente uma glicosilação complexa para gerar uma proteína madura e totalmente glicosilada no Golgi [50, 51].

3.3.1.4 Acetilação

O BACE1 é acetilado transitoriamente no retículo endoplasmático com sete resíduos de lisina na região N-terminal, o que é mediado por duas acetil CoA, lisina acetiltransferases, ATase1 e ATase2 [47, 48]. Estes intermediários acetilados podem chegar ao aparelho de Golgi para maturação e os intermediários não acetilados são retidos e degradados no compartimento intermédio ER/Golgi. A ATase1 e a ATase2 controlam o BACE1 a nível celular e os inibidores da ATase1 e da ATase2 reduzem a expressão e a atividade do BACE [79].

3.3.2 Regulação de BACE1 através do transporte intracelular e da degradação

A BACE1 é amadurecida no compartimento de Golgi e é endocitada para os endossomas iniciais depois de ser transportada para a membrana plasmática. Esta proteína é então reciclada para o TGN ou para a membrana plasmática ou selecionada para degradação lisossómica nos endossomas tardios.

Existem quatro vias principais para a modulação e a degradação do tráfico de BACE1: a) endocitose (internalização), b) tráfico retrógrado dos endossomas para o TGN, c) reciclagem dos endossomas para a superfície celular, d) triagem lisossómica dos endossomas para os lisossomas [80].

3.3.2.1 Endocitose

O motivo di-leucina C-terminal internaliza o BACE1 nos endossomas iniciais, liga-se à proteína adaptadora da clatrina como a AP-1 e a AP-2 e, assim, serve como um sinal de triagem [51, 78, 81, 82]. Uma descoberta recente sustenta que a internalização de BACE1 é um fator de controlo da produção de Aβ, na qual a dinamina 1 e uma GTPase regulam a geração de Aβ através da modificação de BACE1, desempenhando um papel crítico na fissão da vesícula endocítica [83].

3.3.2.2 Tráfego retrógrado dos endossomas para o TGN

As GGAs (proteínas de ligação ao fator de ribosilação da APP, localizadas no Golgi e contendo γ-orelhas) foram as primeiras moléculas conhecidas durante esta via, como a GGA1. No entanto, a sua interação com BACE1 provoca a recuperação de BACE1 dos endossomas para o TGN [58].

3.3.2.3 Percurso de reciclagem lento

Existem dois tipos de vias de reciclagem: a via de reciclagem rápida (mediada por Rab4) e a via de reciclagem mais lenta dos endossomas (mediada por Rab11 e Rab8a) [84]. Na via de reciclagem lenta, a clivagem da APP por BACE1 e a geração de Aβ são reguladas por Rab11a. No entanto, o BACE1 é colonizado por endossomas de reciclagem Rab11-positivos e a expressão do mutante Rab11 dominante-negativo afecta a reciclagem do BACE1 [82, 85].

3.3.2.4 Seleção para os lisossomas

O aumento do nível de BACE1 é induzido por inibições lisossómicas. Por conseguinte, presume-se que o BACE1 é regulado através da modulação do tráfico para a via lisossómica. A ubiquitinação de BACE1 ocorre na Lys-501, que sofre principalmente poliubiquitinação ligada à Lys-63 e mono, o que leva à separação de BACE1 no lisossoma para degradação [60, 81].

3.4 BACE1 Substrato

A identificação do substrato é útil não só para a conceção de inibidores potentes e selectivos da BACE1, mas também para a avaliação da toxicidade baseada no mecanismo resultante da inibição da BACE1 [86]. Os substratos de BACE1 incluem a APP, a neuregulina 1 de tipo III, o canal de sódio de subunidade β 1 a 4 controlado por voltagem, a β-galactosida α2,6-

sialiltransferase, o ligando da glicoproteína P-selectina, o recetor de interleucina-1 de tipo 1 e a proteína relacionada com o recetor de lipoproteínas de baixa densidade. A BACE1 desempenha diferentes funções fisiológicas, dependendo da sua ligação ao substrato [87].

Tabela 1. Sítio de clivagem e função molecular do substrato de BACE1 [88-106].

Substrato	Gene	Função básica	clivagem de BACE-1 e função
Proteína precursora amiloide	APP	Crescimento de neurites, migração neuronal, neuroprotecção	C99, APPsβ, posteriormente transformada em N-APP: sinal pró-apoptótico induz a morte neuronal
APPSWE	APP	Um mutante genético raro de FAD aumenta clivagem por BACE1	Quanto à APP
Proteína tipo precursor amiloide 1	APLP1	Desenvolvimento embrionário; a dupla KO com ALPL2, mas não com APP, conduz a letalidade pós-natal	APLP1-CTF, ectodomínio solúvel
Proteína 2 semelhante ao precursor amiloide	APLP2	Desenvolvimento embrionário; a dupla KO com APP, ou APLP1 conduz a letalidade pós-natal	APLP2-CTF, ectodomínio solúvel
Neuregulina 1	NRG1	Ligando ErbB2-ErbB4, mielinização, orientação axonal, formação de sinapses, risco de esquizofrenia fator	NRG1-CTF, NRG1-NTF: ErbB2-ErbB4 ligando, possivelmente mais processado para produzir solúvel EGF-like domínio
Neuregulina 3	NRG3	Ligando o ErbB4, sobrevivência dos oligodendrócitos, desenvolvimento cortical; fator de risco para a esquizofrenia, deficiência cognitiva, e autismo	NRG3-CTF, ectodomínio solúvel: Ligando ErbB4

Canal de sódio NaV1.1 β1 subunidade	SCN1B	Regula a superfície celular expressão e cinética das VGSCs	β1-CTF
Canal de sódio NaV1.1 β2 subunidade	SCN2B	Quanto ao SCN1B	β2-CTF
Canal de sódio NaV1.1 β3 subunidade	SCN3B	Quanto ao SCN1B	β3-CTF
Canal de sódio NaV1.1 β4 subunidade	SCN4B	Quanto ao SCN1B	β4-CTF
β-Galactosídeoα2,6-sialiltransferase	ST6GAL1	Glicosiltransferase	ST6GAL1-NTF, ectodomínio solúvel: libertado no soro
P-selectina glicoproteína	SELPLG	Adesão celular, recrutamento de leucócitos	PSGL-1-CTF, solúvel ectodomínio
ligando		ligando-se a P-seleção	
Interleucina-1 recetor tipo 1	IL1R2	Recetor de decodificação para interleucina-1	IL1R2-CTF, solúvel ectodomínio
Proteína relacionada com o recetor de lipoproteínas de baixa densidade	LRP1	Recetor endocítico multifuncional (incl. APP), regulação das vias de sinalização, metabolismo lipídico, Aβ degradação	LRP-CTF, ectodomínio solúvel

3.5 *Homologia entre BACE1 e BACE2*

Existe uma semelhança de 64% de aminoácidos entre a BACE1 e a BACE2, localizadas no cromossoma 11q23.3 e no cromossoma 21q22.3, respetivamente. No entanto, o motivo do local ativo da aspartil protease, seis resíduos de cisteína luminal conservados, o domínio transmembranar C-terminal, o local de glicosilação ligado a N, bem como outras caraterísticas estruturais, também são semelhantes entre si [107]. A BACE2 está presente principalmente nos astrócitos e a BACE1 está presente nos neurónios e na microglia. A atividade de BACE2 é maior nas células β do pâncreas e extremamente baixa no cérebro. Em pequena escala, o BACE2 cliva a APP no local β-, e a maior parte da clivagem da APP ocorre na região Aβ de forma semelhante à α-secretase [108, 109]. Foi efectuado um estudo comparativo entre a atividade de BACE1 e BACE2 extraída da mesma amostra de AD, que demonstrou que estas afectavam indivíduos e controlos com a mesma idade do córtex frontal do cérebro. A proteína e a atividade BACE1 estavam significativamente aumentadas nos casos de DA, o que representa uma correlação positiva com a quantidade de Aβ extraível nos casos de DA. No entanto, a atividade de BACE2 não mostrou alterações no cérebro humano com DA e não estava relacionada com a concentração de Aβ. A partir desta informação, pode concluir-se que o BACE1 é responsável pela maior parte da Aβ produzida no cérebro humano [110].

3.6 Inibidor de BACE1 Desenvolvimento

A BACE1 é um desafio para a química medicinal e um alvo terapêutico, uma vez que várias empresas desenvolveram inibidores da BACE1 para combater esta doença devastadora e muitos destes inibidores atingiram fases avançadas em ensaios clínicos. A inibição da BACE1 é, por conseguinte, considerada uma das principais metodologias para combater a doença de Alzheimer [65]. Assim, os inibidores da BACE1 podem ser identificados em duas categorias principais, os peptidomiméticos e as pequenas moléculas não peptídicas. Além disso, o desenvolvimento do OM99-2, um inibidor baseado na sequência do local de clivagem da APP, demonstrou pela primeira vez a estabilidade do BACE1. Embora os inibidores peptidomiméticos sejam altamente potentes in vitro, as suas fracas propriedades farmacológicas inerentes, como a reduzida permeabilidade cerebral, a curta semi-vida e a reduzida biodisponibilidade oral, são responsáveis pela sua baixa eficácia in vivo. Um dos principais problemas na conceção das gerações recentes de inibidores é a transição dos peptidomiméticos para pequenas moléculas penetrantes no cérebro [3, 111], o que torna a enzima difícil de inibir por um pequeno composto não peptídico com caraterísticas semelhantes às dos medicamentos e altamente seletivo para a BACE1 em relação à BACE2 e a outras proteases aspárticas. Além disso, os inibidores da BACE1 devem ser suficientemente hidrofóbicos para atravessar as membranas plasmática e intracelular e chegar ao local ativo da BACE1 no lúmen do compartimento. Para além disso, os inibidores da BACE1 devem ser capazes de atravessar a BHE e ter uma boa biodisponibilidade no parênquima cerebral [86].

Além disso, no que respeita ao processo de desenvolvimento de inibidores da BACE1, devem ser tidas em consideração algumas caraterísticas estruturais importantes da enzima, como a díade aspártica catalítica, a flexibilidade estrutural e a grande bolsa de ligação hidrofóbica [3, 69, 87]. Além disso, muitos dos inibidores de BACE1 desenvolvidos eram susceptíveis de efluxo pela glicoproteína-P (P-gp), o que complica o processo de entrada do fármaco no cérebro e causa efeitos secundários baseados no mecanismo, como hipomielinização, convulsões, defeitos de orientação axonal, défices de memória, anomalias da neurogénese e neurodegenerescência, que podem resultar de um processamento deficiente do substrato BACE1 nos neurónios [112, 69].

Apesar dos potenciais obstáculos acima referidos na conceção de inibidores da BACE1, muitos laboratórios conseguiram desenvolver inibidores selectivos, potentes e biodisponíveis. Como se pode ver no **quadro 2**, muitos dos inibidores da BACE1 mostraram efeitos clínicos prometedores. No entanto, nenhum passou as fases finais dos ensaios clínicos para receber a aprovação final da FDA e chegar ao mercado [113, 114].

Tabela 2. Inibidores do BACE1 em diferentes fases de ensaios clínicos

Compd. Nome/código	Classe	Fase	Número NCT	Estado	patrocinador
AZD3293 (LY3314814/ Lanabecestato)	Anti-amiloide, BACE1 Inibidores	Ensaios clínicos de fase II/III	NCT02245737	Em curso	AstraZeneca, Eli Lilly & Co.
MK-8931 (Verubecestat)	Anti-amiloide, BACE Inibidores	Ensaios clínicos de fase III	NCT01739348	Terminado	Merck
E2609 (Elenbecestat)	Anti-amiloide, BACE Inibidores	Ensaios clínicos de fase III	NCT03036280	Em curso	Eisai, Biogen
JNJ-54861911 (atabecestat)	Anti-amiloide BACE Inibidores	Ensaios clínicos de fase II/III	NCT02406027	Terminado	Janssen

CNP520	BACE1 Inibidores	Fase II/III ensaios clínicos	NCT02576639	Em curso	Novartis, Amg pt

3.7 Ter como alvo a redução de Aβ mediada por BACE1 como terapia para a doença de Alzheimer (DA)

Embora seja evidente que a doença de Alzheimer (DA) envolve uma falha sináptica, os mecanismos exactos que causam a disfunção neuronal e a sobrevivência são multifacetados e ainda não são totalmente compreendidos. O agregado amiloide-β (Aβ) é visto como um fator crítico na patogénese da DA, mas outras funções alteradas relacionadas com a apolipoproteína E4 (ApoE4), tau, α-sinucleína e TDP-43 (proteína de ligação ao ADN de resposta transactiva 43 kDa) são provavelmente factores de co-morbilidade. Além disso, factores patológicos como as respostas inflamatórias, a perturbação da homeostase iónica, o stress oxidativo e a diminuição dos níveis de neurotransmissores foram identificados como eventos sequenciais após a agregação Aβ. Estes factores contribuem para a disfunção sináptica e a patogénese da DA, mas estão fora do âmbito desta revisão. Consequentemente, está a ser utilizada uma variedade de estratégias para atenuar o início e a progressão da DA [115-117].

A expansão das placas amilóides, tanto em tamanho como em densidade, é dependente da idade, o que corresponde ao facto de o envelhecimento ser o fator de risco não genético mais significativo para a doença de Alzheimer (DA). O Aβ começa por oligomerizar-se e formar pequenos aglomerados no exterior dos neurónios antes de se desenvolver em placas senis de núcleo denso. Estudos demonstraram que a microglia migra para estas placas de Aβ em crescimento, acompanhada por astrócitos reactivos. As neurites distróficas, identificadas por um anticorpo específico para a proteína tubular reticulon-3 (RTN3), aparecem à medida que se começam a formar pequenas placas Aβ.

Consequentemente, o desenvolvimento de placas amilóides, particularmente placas centrais, desencadeia uma série de alterações, incluindo gliose e distrofia neurítica [118-119].

Com evidências substanciais que apoiam a hipótese amiloide, a terapia da DA está fortemente focada na redução dos níveis de Aβ para melhorar ou reverter as falhas sinápticas nos pacientes. A inibição de BACE1 surgiu como uma abordagem altamente promissora por várias razões. Em primeiro lugar, os estudos demonstraram que a deleção da linha germinativa de BACE1 elimina a produção de Aβ e melhora as deficiências cognitivas e comportamentais em ratos transgénicos que superexpressam APP humana com mutações familiares da DA, demonstrando o efeito direto da inibição de BACE1 [120-121].

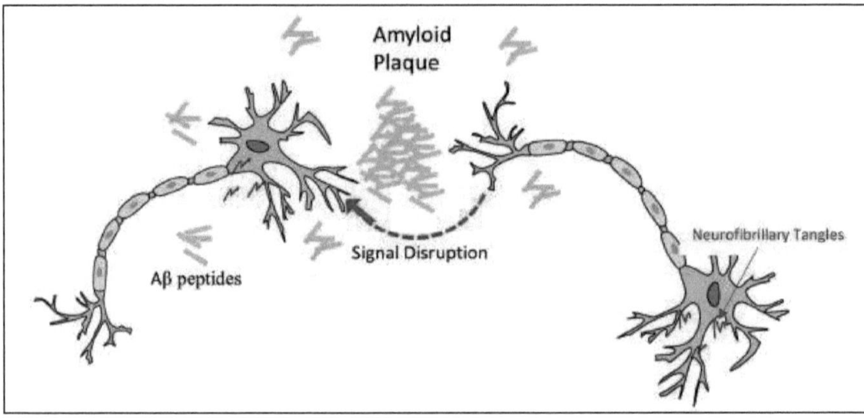

[Inibição da transmissão sináptica por placas amilóides e péptidos Aβ, interferindo fisicamente na transferência de sinais. Isto leva a uma falha sináptica inicial, que precede qualquer degeneração neuronal significativa, e esta disfunção da plasticidade sináptica induzida por Aβ parece contribuir para a perda precoce de memória. Aβ amiloide-β]

Em segundo lugar, uma mutação humana rara no local de clivagem da BACE1 da APP [A673T] leva a uma redução de 40% na produção de Aβ in vitro, diminui significativamente a propensão para a agregação de Aβ, reduz o risco de desenvolver AD em cinco a sete vezes e aumenta a resiliência cognitiva em indivíduos idosos, sugerindo o impacto benéfico da inibição da clivagem da BACE1 no cérebro humano. Em terceiro lugar, foram encontradas vesículas contendo BACE1 perto de zonas activas, e a inibição de BACE1 atenua diretamente as deficiências de transmissão sináptica mediadas por Aβ. Em quarto lugar, a deleção de BACE1 em camundongos parece ter um impacto mínimo no crescimento ou na função geral, provavelmente porque a maioria dos substratos de BACE1 também é processada pela α-secretase. Quinto, a inibição direta da γ-secretase, outra estratégia para reduzir a geração de Aβ, tem se mostrado desafiadora devido aos seus papéis fisiológicos essenciais, levando pesquisadores e empresas a se concentrarem nos inibidores de BACE1, que atuam a montante da γ-secretase no processo de geração de Aβ. Consequentemente, a BACE1 é

considerado um alvo mais adequado para o tratamento de doentes com DA [122-125].

3.8 A inibição do BACE1 como alvo para a terapia da DA

A BACE1 (memapsina 2, β-secretase, protease Asp 2) é uma aspartil protease de tipo I ligada à membrana, caracterizada por um domínio bilobal formado por motivos DTG/DSG no lado extracitoplasmático. Uma curta cauda C-terminal desempenha um papel no tráfico celular de BACE1. A estrutura cristalina do BACE1, identificada pela primeira vez por Tang et al., mostra que a sua bolsa proteolítica é relativamente grande e menos hidrofóbica, podendo acomodar até 11 resíduos. Este facto apresenta desafios para o desenvolvimento de inibidores de pequenas moléculas através de um rastreio de elevado rendimento. No entanto, os projectos baseados na estrutura produziram com êxito inibidores potentes e específicos da BACE1 em formas peptidomiméticas. Além disso, tem sido explorada a possibilidade de atingir o exosite distal com um anticorpo para a modulação alostérica da atividade da BACE1. Os inibidores eficazes da BACE1 têm de ser pequenos, capazes de atravessar a barreira hemato-encefálica e de visar a BACE1, que se encontra altamente expressa no cérebro, especialmente nos neurónios e nos terminais pré-sinápticos das fibras musgosas do hipocampo. Em contrapartida, o seu homólogo BACE2 tem níveis de expressão mais baixos. Os inibidores bem sucedidos da BACE1 podem reduzir significativamente a produção de Aβ nos neurónios e no cérebro. Nas últimas duas décadas, o desenvolvimento de inibidores selectivos da BACE1, permeáveis às células, biodisponíveis por via oral e penetrantes no cérebro enfrentou numerosos desafios. Os avanços na "descoberta de medicamentos com base em fragmentos" levaram ao desenvolvimento de inibidores inovadores da BACE1 de pequenas moléculas, que estão atualmente a ser testados em ensaios com animais e humanos. Cinco destes medicamentos em ensaios clínicos merecem uma atenção especial [126-136].

3.8.1 Verubecestat (MK-8931)

O verubecestat (MK-8931) possui propriedades físico-químicas únicas, incluindo uma elevada permeabilidade celular (Papp = 28,6 × 10-6 cm-s-1) e uma excelente solubilidade aquosa a pH neutro (1,6 mM em tampão de pH 7,4), o que o torna o primeiro inibidor molecular de pequena dimensão da BACE1 com disponibilidade oral e permeabilidade à barreira hemato-encefálica. Através da ligação de hidrogénio, o verubecestat cria ligações entre a sua porção amidina e a díade catalítica BACE1. O medicamento tem um forte efeito inibidor no BACE1, mas tem um efeito maior na inibição do BACE2 (a constante inibitória [Ki] para o BACE1 humano [hBACE1], 3,4 nM para o BACE1 do rato (mBACE1), 0,34 nM para o BACE2 humano (hBACE2) e mais de 100 000 nM para a catepsina D humana (hCatD). Os animais que recebem tratamento prolongado com verubecestat apresentam uma redução significativa dos níveis de Aβ40, Aβ42 e APPβ solúvel (proteína precursora amiloide solúvel) no cérebro e no líquido cefalorraquidiano (LCR). O verubecestat não causou quaisquer efeitos secundários baseados no mecanismo em estudos pré-clínicos realizados em ratos ou macacos, incluindo a diminuição da mielinização nervosa, a neurodegenerescência, a diminuição da homeostase da glicose ou a hepatotoxicidade, que são observados em ratinhos BACE1-null [137]. O verubecestat foi bem tolerado e seguro no primeiro ensaio de fase I (ClinicalTrials.gov identifier NCT01496170), que examinou doses únicas até 450 mg e doses múltiplas de 12 a 150 mg/dia. No entanto, a redução do conteúdo de Aβ no LCR em 32 pessoas atingiu cerca de 90%. Investigações adicionais validaram a tolerabilidade das doses únicas e repetidas. Os estudos EPOCH (NCT01739348) na fase II/III centraram-se na avaliação dos resultados cognitivos e funcionais tradicionais. Consequentemente, um exame de tomografia por emissão de positrões (PET) utilizando o flutemetamol, um marcador amiloide recentemente aprovado pela FDA, demonstrou que, embora os participantes do estudo tivessem sofrido perdas cognitivas detectáveis, não estavam completamente incapacitados funcionalmente [138]. Os resultados do ensaio também indicaram que o medicamento não teve qualquer efeito nos níveis de Tau total (T-Tau) ou Tau fosforilada (P-Tau) no grupo tratado. Curiosamente, o medicamento parece causar uma ligeira diminuição do volume do hipocampo e do cérebro total, mas não delírio ou edema cerebral. Os efeitos adversos foram comunicados pelos participantes no ensaio, principalmente relacionados com ansiedade, quedas, insónias e uma perda de peso média de 1,6 kg. As erupções cutâneas foram quase duas vezes mais comuns no grupo do verubecestat em comparação com o grupo do placebo. Também foram registadas alterações frequentes na cor do cabelo, estando este efeito secundário relacionado com a inibição do BACE2 [140]. Inesperadamente, o tratamento com verubecestat (estudo APECS) agravou os sintomas cognitivos em indivíduos com DA prodrómica (NCT01953601). Consequentemente, a falta de eficácia do medicamento na melhoria da função cognitiva torna-se mais difícil, por vezes ocultada por um efeito neuropsiquiátrico secundário. Os resultados cognitivos podem ser afectados por co-morbilidades como a α-sinucleína, a TDP-43 ou a patologia vascular, que são comuns em pessoas com mais de 70 anos. Os resultados desta investigação clínica indicam que os inibidores do BACE1 devem ser administrados vários anos antes do início dos sintomas associados à DA [30].

3.8.2 *Lanabecestat (AZD3293)*

O inibidor BACE1 isterado da AstraZeneca foi submetido a testes exaustivos em neurónios corticais primários, ratos, cães e porquinhos-da-índia antes dos ensaios clínicos. Devido à lenta taxa de desativação do medicamento (semi-vida estimada [t½] de 9 h para o hBACE1), o Aβ pode ser reduzido durante um período de tempo prolongado. Para hBACE1, hBACE2 e hCatD, a potência inibitória do AZD3293 é a seguinte: Ki = 0,4 nM, 0,8 nM, e 3797 nM, respetivamente [141]. Em parceria com a Eli Lilly, o estudo de fase I foi iniciado em 2014, e os resultados do ensaio mostraram boa segurança, tolerabilidade e perfis metabólicos em doentes com DA com défice cognitivo modesto, bem como em voluntários idosos e saudáveis [111, 112]. O ensaio NCT02005211, uma investigação de fase I diferente realizada no Japão, mostrou igualmente que o medicamento tem uma farmacocinética excelente. À semelhança do verubecestat da Merck, o lanabecestat reduziu significativamente o nível de Aβ no LCR do grupo tratado. AMARANTH (NCT02245737), AMARANTHEXTENSION (NCT02972658) e DAYBREAK-ALZ foram três ensaios clínicos de fase II/III que recrutaram mais de 1400 participantes e foram projectados para durar até 54 meses com doses variáveis. Os estudos tinham como objetivo avaliar a segurança e a eficácia em seres humanos, analisando resultados como exames PET de amiloide, níveis de Aβ no LCR e inclusão de amiloide no LCR. Esperava-se que a melhoria da cognição do paciente fosse o principal resultado funcional desses estudos rigorosos, juntamente com uma diminuição nos níveis de Aβ40 no LCR, tau total e tau fosforilada. Esta experiência também foi interrompida em julho de 2018, uma vez que uma análise provisória de futilidade revelou, lamentavelmente, que o tratamento com lanabecestat não atingiria os objectivos primários, embora estes dados ainda não tenham sido tornados públicos. É interessante notar que esta substância também despigmenta o cabelo e a epiderme [111]. Esta revelação realça a possibilidade de os inibidores do BACE1 não serem eficazes se os sintomas ligeiros ocorrerem demasiado tarde na evolução da doença, uma situação semelhante à do verubecestat. Os dados reais poderão ser divulgados, altura em que poderão ser tiradas conclusões definitivas [142, 143].

3.8.3 *Atabecestat (JNJ-54861911)*

Shinoko descobriu o atabecestat (JNJ-54861911), um inibidor BACE1 de pequeno peso molecular que pode penetrar no cérebro. Este inibidor oral da BACE1 iniciou um ensaio de fase I em cooperação com a Janssen (NCT01978548). O atabecestat tem um Ki de 9,8 nM para o hBACE1, o que o torna um inibidor eficaz do BACE1 [144]. Quando voluntários jovens e idosos saudáveis receberam 5-150 mg de atabecestat diariamente durante um máximo de 14 dias, registou-se uma redução grande e consistente de Aβ no plasma e no LCR (até 90% no grupo de 90 mg). Num ensaio de fase I diferente (NCT02360657) realizado no Japão, 18 doentes com depósitos cerebrais de Aβ e níveis baixos de Aβ42 no LCR receberam uma dose de 10 ou 50 mg durante um mês. Estes doentes foram classificados como "assintomáticos em risco de doença de Alzheimer" porque a sua fisiopatologia para a doença de Alzheimer era anterior à da demência prodrómica ou pré-demência. Uma publicação recente examinou dois ensaios de fase I com desenhos idênticos, envolvendo doentes japoneses e caucasianos que receberam atabecestat 10 e 50 mg durante quatro semanas, e mostrou reduções médias de Aβ1-40 no LCR de até 90% e 67%, respetivamente [145]. Os ensaios de fase I (NCT02360657) registaram efeitos secundários ligeiros, como dores de cabeça e dores nas costas, mas o tratamento foi considerado suficientemente seguro para passar aos ensaios de fase II. Para verificar a tolerância e a segurança a longo prazo do atabecestat, 114 pessoas com pré-demência foram incluídas no ensaio NCT02260674, uma experiência multicêntrica de fase II que incluiu um tratamento em dupla ocultação durante seis meses. De uma forma dependente da dose, verificou-se que o atabecestat reduziu eficazmente os níveis plasmáticos e no LCR de Aβ1-37, Aβ1- 38, Aβ1-40 e Aβ1-42, enquanto os níveis de sAPPα aumentaram em resposta. As dosagens de Atabecestat 5, 25 e 50 mg mostraram excelente eficácia para a inibição de BACE1, reduzindo os níveis de Aβ no LCR em 50, 80 e 90%, respetivamente. Com o objetivo de tratar indivíduos assintomáticos em risco de adquirir demência de Alzheimer, o ensaio EARLY (NCT02569398) visa avaliar continuamente os escores cognitivos durante a administração de um medicamento ou placebo uma vez ao dia por um período máximo de 4,5 anos. Infelizmente, em 17 de maio de 2018, a Janssen anunciou que esta experiência iria terminar devido à descoberta de enzimas hepáticas aumentadas em dois dos doentes.

A principal causa deste facto foi a relação benefício-risco negativa associada ao possível perigo de os indivíduos sofrerem lesões hepáticas graves. Os ratinhos sem BACE1 ainda não mostraram sinais de lesões hepáticas graves, embora se tenha demonstrado que alguns inibidores do BACE1, incluindo o LY2886721, produzem uma função hepática aberrante [146].

3.8.4 Elenbecestato (E2609)

Desenvolvido em conjunto com a Biogen, o eldebecestat (E2609) foi inicialmente criado pela

Eisai como um inibidor de pequenas moléculas de BACE1. Atualmente, está a ser submetido a ensaios clínicos. Foi demonstrado que o eldebecestat reduz significativamente os níveis de Aβ no LCR e no plasma de roedores, cobaias e primatas não humanos durante os ensaios pré-clínicos (resumo na Conferência Internacional da Associação de Alzheimer de 2012). Uma dose única de 50 mg em 73 indivíduos saudáveis (de ambos os sexos, com idades compreendidas entre os 30 e os 85 anos em seis coortes diferentes) demonstrou ser bem tolerada e segura num ensaio de fase I (NCT01294540). Verificou-se que o elenbecestato era capaz de reduzir drasticamente os níveis de Aβ no plasma ou no LCR em até 92% em dois estudos: um estudo de dose ascendente oral (5-800 mg) e outro estudo de dose ascendente oral múltipla de 14 dias (25-400 mg). Com 5 mg e 800 mg, respetivamente, a Aβ(1-X) plasmática em comparação com a linha de base foi de 52% [147]. Os participantes mencionaram dores de cabeça e tonturas como efeitos secundários. Num estudo independente, verificou-se que os níveis de Aβ(1- X) no plasma e no LCR foram reduzidos de forma dependente da dose em 50 voluntários adultos saudáveis que receberam doses de 25 a 400 mg por dia durante 14 dias: 46,2% no grupo de 25 mg, 61,9% no grupo de 50 mg, 73,8% no grupo de 100 mg e 79,9% no grupo de 200 mg. Com a exceção de uma recaída de herpes orolabial no grupo de 200 mg, não foram observados problemas de segurança graves. Além disso, verificou-se que o elenbecestat adiava os sintomas clínicos no ponto final do ensaio, quando comparado com o placebo em doses variadas em doentes com défice cognitivo moderado/demência prodrómica ou em duas doses em indivíduos com demência ligeira da DA. Um ensaio de fase IIa (NCT02322021) concluiu que o elenbecestato 50 mg/dia era seguro e reduziu consistentemente o LCR Aβ(1-X) em cerca de 70%. Assim, um ensaio padrão de fase III denominado MISSION AD foi iniciado em novembro de 2016 (NCT02956486) e o MISSION AD2 foi iniciado em janeiro de 2017 (NCT03036280), inscrevendo um total de 1330 indivíduos com DA precoce. Está a ser utilizado um regime de uma dose diária de 50 mg de elenbecestato durante 24 meses para comparar as pontuações cognitivas de base com as do final do ensaio. Este ensaio também monitorizará as alterações no sinal PET amiloide e PET tau, biomarcadores do LCR como t-tau e p-tau, Aβ(1-42) e Aβ(1-X), volume hipocampal e alteração na conetividade sináptica na ressonância magnética funcional (fMRI) no final de 24 meses (NCT02956486). De forma encorajadora, e ao contrário dos ensaios descontinuados anteriormente mencionados, a Biogen anunciou em junho de 2018 que o estudo de fase II, com a duração de 18 meses, tinha revelado um menor declínio da cognição funcional, para além de uma redução significativa dos níveis de Aβ, quantificados por imagem PET amiloide, em doentes com a forma ligeira a moderada da DA [148]. No entanto, foram referidos vários efeitos secundários, incluindo infeção do trato respiratório superior, dores de cabeça, diarreia, sonhos estranhos e pesadelos, e quedas. Não foram registados casos de toxicidade hepática. Tendo em conta o potencial de outros inibidores do BACE1, esta notícia é muito animadora.

3.8.5 CNP520

O CNP520 da Novartis é um inibidor oral da BACE1 de pequenas moléculas que foi criado através do refinamento da estrutura da 3-amino-1,4-oxazina. Esta substância penetrável no cérebro tem uma atividade inibitória relativamente modesta em relação à captesina D (Ki = 205 000 nM); tem uma boa seletividade em relação ao BACE2 (Ki = 11 nM para o hBACE1 e 10 nM para o mBACE1, em comparação com Ki = 30 nM para o hBACE2). De acordo com um estudo recentemente publicado sobre a farmacodinâmica deste medicamento, este diminuiu significativamente os níveis de Aβ no cérebro e no LCR de ratos e cães, bem como a deposição de Aβ em ratinhos transgénicos com APP. Foram encontradas boas margens de segurança nas investigações toxicológicas, sem evidência de toxicidade hepática, efeitos nocivos cardiovasculares, degeneração da retina ou despigmentação capilar. Está a ser realizado um ensaio de fase II em conjunto com a Amgen com o objetivo principal de adiar o início e a progressão da doença de Alzheimer; no entanto, não foi divulgado nenhum ensaio de fase I [149, 150]. Numa única experiência (NCT02576639), 124 adultos saudáveis com mais de 60 anos de idade receberam CNP520 uma vez por dia durante 13 semanas, de maio a agosto de 2017, numa dose que variou entre 2 e 85 mg. Os níveis plasmáticos e no LCR dos participantes de Aβ38, Aβ40 e Aβ42 diminuíram claramente de forma dependente da dose. De forma análoga à investigação em animais, não foram encontrados sinais evidentes de danos no fígado, efeitos nocivos cardiovasculares, degeneração da retina ou despigmentação do pelo. A Novartis e a Amgen iniciaram um ensaio denominado GENERATION para avaliar o CNP520 durante um período de tempo mais longo. Foram selecionados cerca de 1340 indivíduos com idades compreendidas entre os 60 e os 75 anos, provenientes de vários centros; eram provavelmente saudáveis e não apresentavam quaisquer défices cognitivos, embora tivessem dois alelos ApoE4. Para além das várias medidas anteriormente indicadas, são efectuados exames de ressonância magnética cerebral (MRI) no sexto, décimo segundo e último mês do ano [150]. Esta experiência GENERATION difere dos ensaios com um único composto descritos anteriormente, na medida em que integra as vantagens de dois medicamentos da Novartis, o CAD106 e o CNP520. Uma vacina anti-Aβ de segunda geração, denominada CAD106, tem como alvo as placas amilóides em doentes com DA, reconhecendo a Aβ1-6. Em ensaios anteriores de fase II, demonstrou ser segura e induzir títulos elevados de anticorpos Aβ (NCT00733863, NCT00795418, NCT00956410, NCT01023685 e NCT01097096). Os ensaios modificados de fase II/III (GENERATION-S1 [NCT02565511], que pretende inscrever aproximadamente 1340 participantes, e GENERATION-S2 [NCT03131453], que pretende inscrever aproximadamente 2000 participantes que não apresentem deficiências cognitivas e que tenham pelo menos um alelo ApoE4) serão realizados durante um período de 60 a 84 meses para avaliar o efeito combinado do CAD106 e do CNP520 em comparação com o agente único ou o placebo em indivíduos que estejam em risco de desenvolver sintomas de DA. O suposto benefício do ensaio combinado é eliminar as placas amilóides pré-existentes (com CAD106), para além de reduzir a produção de Aβ (com CNP520). Uma vez que a inibição do BACE1 por si só pode chegar demasiado tarde a estes doentes seniores com DA, pensa-se que esta combinação pode ser útil em doentes com DA em fase avançada [30].

3.4 Seletividade e toxicidade dos inibidores da BACE1

Os inibidores da BACE têm o potencial de bloquear um ou mais destes substratos, o que pode ter efeitos neurológicos. Para além de produzir Aβ, a BACE1 desempenha um papel crucial noutros processos, como o desenvolvimento e a navegação dos axónios, a neurogénese, a hiperexcitação, a astrogénese e a plasticidade sináptica. Assim, uma possível vantagem cognitiva pode ser ocultada pelos efeitos dos inibidores de BACE1 no processamento de alguns d o s muitos substratos de BACE1. As causas potenciais incluem substratos como a neuregulina-1, o homólogo próximo de L1 (CHL1) e a proteína 6 de convulsão (SEZ6). De facto, uma série de investigações que utilizaram ratinhos sem BACE1 ou BACE2 demonstraram que estas duas proteases têm impacto num vasto espetro de substratos e actividades fisiológicas, tanto dentro como fora do sistema nervoso. A orientação dos axónios, a neurogénese, a criação de fusos musculares, as actividades da rede neural e a mielinização estão todas incluídas no BACE1, enquanto a pigmentação e a função das células β pancreáticas têm sido associadas ao BACE2. É interessante notar que a investigação demonstrou que a medicação a longo prazo com inibidores de BACE1 pode ter um efeito deletério na potenciação a longo prazo do hipocampo, no desenvolvimento da coluna vertebral e na densidade óssea, bem como na cognição em ratinhos de tipo selvagem. Um inibidor específico de BACE1 que evite outros substratos para além da APP seria a escolha ideal, mas não é claro se a seletividade da APP é possível.

A especificidade para a APP dos inibidores do BACE1 pode não ter qualquer significado terapêutico. A investigação sobre a toxicidade a longo prazo do umibecestat em ratos revelou que o tratamento durante seis meses com doses até 200 mg/kg/dia (dez vezes a dose mais elevada utilizada nos seres humanos) diminuiu significativamente os níveis cerebrais de Aβ, mas não teve qualquer efeito sobre o comprimento e a disposição das fibras musgosas no hipocampo, um efeito tóxico observado em ratinhos adultos com nocaute condicional da BACE e que se pensa ser responsável pelos efeitos cognitivos negativos dos inibidores da BACE em doentes com DA. Além disso, o umibecestat tem uma afinidade três vezes maior para o BACE1 do que para o BACE2. Nos ensaios preventivos secundários do programa API GENERATION, verificou-se que o umibecestat exacerbava o declínio cognitivo em relação ao placebo em doentes com risco de desenvolverem DA (portadores de APOE4 entre os 60 e os 75 anos de idade), apesar da sua seletividade bioquímica e farmacológica. Isto pode implicar que o grau de redução da Aβ no cérebro é o único fator que determina se o declínio cognitivo provocado pelos inibidores do BACE1 se baseia na toxicidade do hipocampo ou na seletividade em comparação com o BACE2 [151].

3.5 Outros medicamentos anti-Aβ que aceleram o declínio da DA

Foram registados efeitos adversos na função cognitiva e no estado clínico geral tanto para os inibidores da BACE1 como para outros medicamentos anti-Aβ. A interrupção prematura de uma investigação de 18 meses, em dupla ocultação e controlada por placebo, que incluiu 1.537 doentes com DA ligeira a moderada e o inibidor da γ-secretase semagacestat (100 e 140 mg/dia), deveu-se a um declínio da função cognitiva dos doentes. Os pacientes aos quais foi administrada a dose mais elevada (140 mg/dia) apresentaram pontuações cognitivas (MMSE), funcionais (ADCS-ADL), psiquiátricas (NPI) e de desempenho clínico global (CDR-SB) substancialmente piores em comparação com os indivíduos que receberam um placebo. Um estudo anterior tinha demonstrado que esta dosagem de semagacestat reduzia drasticamente a síntese de Aβ do SNC em 52%. Outro inibidor da γ-secretase, o avagacestat, deteriorou a cognição (MMSE) num ensaio de 6 meses com 209 indivíduos com DA ligeira a moderada, quando comparado com um placebo. Num estudo de 18 meses que incluiu 1.684 indivíduos com DA moderada, o modulador da γ-secretase taranflurbil deteriorou drasticamente o CDR-SB quando comparado com um placebo. Num ensaio de 90 semanas com 121 indivíduos com DA moderada, a CAD106, uma vacina ativa anti-Aβ, tendeu a piorar o MMSE em comparação com o placebo ($p = 0{,}052$). Numa investigação de 18 meses que incluiu 332 indivíduos com DA precoce, outro antigénio Aβ, o AD02, prejudicou a cognição (ADAS-Cog) e o estado clínico global (CDR-SB) em comparação com a terapia de controlo. Durante um período de 18 meses, 353 indivíduos com DA ligeira a moderada registaram um aumento da mortalidade dependente da dose quando utilizaram o inibidor da agregação Aβ, o schyllo-inositol [151].

4CONCLUSÃO

Este estudo analisa o crescente peso global da doença de Alzheimer, que é a principal causa de mortalidade e incapacidade a nível mundial. Para além das actuais farmacoterapias, biomarcadores e alvos terapêuticos, a procura de uma terapia abrangente da DA continua. No entanto, é de louvar a combinação de medicamentos e métodos terapêuticos não farmacológicos. A BACE1 é a enzima limitadora da taxa de clivagem da APP no local β, que constitui um alvo terapêutico promissor. A doença de Alzheimer (DA) está associada à produção do péptido β amiloide (Aβ). No entanto, a BACE1 é um alvo racional, mas ainda há muito a aprender sobre a função fisiológica com a sua localização precisa em neurónios semelhantes a células polarizadas. A identificação de novos substratos de BACE1 com estudos mecanicistas detalhados pode tornar-se em novos biomarcadores para a DA. A BACE1 é modulada ao nível da pós-tradução por oligómeros Aβ, que induzem o aumento da BACE1 nos neurónios. No entanto, é necessária mais investigação para elucidar o mecanismo preciso responsável pela regulação positiva de BACE1 induzida por oligómeros Aβ. Com base na sua estrutura cristalográfica de raios X e no estudo da biologia celular, uma investigação significativa centrou-se no desenvolvimento de inibidores de BACE1. Por fim, o avanço na compreensão dos papéis do BACE1 na saúde e na doença pode facilitar o desenvolvimento de novas terapias para a DA, o que pode lançar luz sobre a etiologia desta doença devastadora.

5LISTA DE ABREVIATURAS

BACE1- Beta site amyloid precursor protein cleaving enzyme 1 AD- Alzheimer's Disease

APP - Proteína precursora amiloide

Aβ- Amiloide β

PS- Presenilina

sAPPa- Proteína precursora amiloide solúvel C83- fragmento C-terminal de 83 aminoácidos

p3- péptido não tóxico de 3kDa

AICD- domínio intracelular da APP NFTs- emaranhados neurofibrilares

GGAs- Golgi-localized γ-ear-containing ARF binding protein ER- Endoplasmic reticulum

ARF- Fator de ribosilação ADP pKa- Constante de dissociação ácida

ATase- Acetil CoA lisina acetiltransferase APLP- Amyloid precursor like protein NRG- Neuregulin

LRP1- proteína relacionada com o recetor da lipoproteína de baixa densidade TGN- rede transgolgi

ADAMs- A Disintegrin and Metalloproteinase Domains BBB- Blood brain barrier

P-gp- P-glicoproteína

6 REFERÊNCIAS

[1] Coimbra JRM, Marques DFF, Batista SJ, Pereira CMF, Moreire PI, Dinis TCP, Santos AE, Salvador JAR. Destaques em inibidores de BACE1 para o tratamento da doença de Alzheimer Front Chem 2018; 6.

[2] Alzheimer's Association, 2019 Factos e números sobre a doença de Alzheimer. Alzheimer &

Demência 2019; 15: 321-387

[3] Kamboj P, Thakur AK. Fisiopatologia e tratamento da doença de alzheimer: um visão geral. Journal of Analytical & Pharmaceutical Research. 2018; 7(2): 226-235.

[4] Hassan AA, Mohammed A. Uma atualização sobre os medicamentos novos e aprovados para a doença de Alzheimer. Saudi Pharmaceutical Journal. 2022; 30; 1755-1764.

[5] Jayaraman A, Pike CJ. Doença de Alzheimer e diabetes tipo 2: múltiplos mecanismos contribuem para as interações. *Curr Diab Rep.* 2014;14(4):476.

[6] Turner PR, O'Connor K, Tate WP, Abraham WC. Papel da proteína precursora amiloide e dos seus fragmentos na regulação da atividade neural, plasticidade e memória. Prog Neurobiol 2003; 70(1): 1-32.

[7] Berry BJ, Smith AST, Long CJ, Martin CC, Hickman JJ. As concentrações fisiológicas de Aβ produzem uma representação mais biomimética do fenótipo da doença de Alzheimer em neurônios humanos derivados de iPSC. ACS Chem Neurosci 2018; 9 (7): 1693-01.

[8] Storey E, Cappai R. The amyloid precursor protein of Alzheimer's disease and the A beta peptide (A proteína precursora amiloide da doença de Alzheimer e o péptido A beta). Neuropathol Appl Neurobiol 1999; 25(2); 81-97.

[9] Tu S, Okamoto S, Lipton SA, Xu H. Disfunção sináptica induzida por Aβ oligomérico em

Doença de Alzheimer. Molecular Neurodegeneration 2014; 9(48).

[10] Larson ME, Lesne SE. Produção e toxicidade do oligómero Aβ solúvel. J Neurochem 2011;

120: 125-39.

[11] Yan R, Fan Q, Zhou J, Vassar R. Inibição de BACE1 para reverter disfunções sinápticas em

Doença de Alzheimer. Neurosci Biobeh Rev 2016; 65: 326-40.

[12] Rajmohn R, Reddy PH. Acumulações de beta amiloide e Tau fosforilada causam anormalidades nas sinapses dos neurônios da doença de Alzheimer. J. Alzheimer Dis 2017; 57 (4): 975- 99.

[13] Miri AL, Hosni AP, Gomes JC, Mainardes RM, Khalil NM, Del J V Marcano RG, da S Pereira MC, Kerppers II. Estudo dos Efeitos das Nanopartículas de L-triptofano no Comportamento Motor em Modelos Experimentais de Alzheimer. CNS Neurol Disord Drug Targets 2019; 18(1): 44-51.

[14] Haass C, Selkoe DJ. Processamento celular da proteína precursora β-amiloide e a génese

do peptídeo β amiloide. Cell 1993; 75(6): 1039-42.

[15] Glenner GG, Wong CW. Doença de Alzheimer: Relatório inicial da purificação e caraterização de uma nova proteína amiloide cerebrovascular. Biochem Biophys Res Commun 1984; 120(3): 885-90.

[16] Li S, Hou H, Mori T, Sawmiller D, Smith A, Tian J, Wang Y, Giunta B, Sanberg PR, Zhang S, Tan J. O peptídeo mutante sueco do sítio de ligação BACE1 baseado em APP reduz a clivagem beta de APP e os níveis cerebrais de Abeta em ratos com Alzheimer. Sci Rep 2015; 5(11322).

[17] Zhang S, Wang Z, Cai F, Zhang M, Wu Y, Zhang J, Song, W. Seleção do local de clivagem de BACE1 crítico para a amiloidogénese e a patogénese da doença de Alzheimer. J Neurosci 2017; 37(29): 6915-25.

[18] Ben Halima S, Mishra S, Raja KMP, Haass C, Caflisch A, Rajendran L. Inibição específica do processamento de β-secretase da proteína precursora amiloide da doença de Alzheimer. Cell Rep 2016; 14(9): 2127-41.

[19] Chau D-M, Crump CJ, Villa JC, Scheinberg DA, Li Y-M. Mutações familiares da doença de Alzheimer Presenilin-1 alteram a conformação do sítio ativo da γ-secretase. J Bio Chem 2012; 287 (21): 17288-96.

[20] Beg T, Jyoti S, Naz F, Rahul, Ali F, Ali SK, Reyad AM, Siddique YH. Efeito protetor do Kaempferol no modelo transgénico de Drosophila da doença de Alzheimer. CNS Neurol Disord Drug Targets 2018;17(6):421-429.

[21] Gupta S, Singhal NK, Ganesh S, Sandhir R. Extending Arms of Insulin Resistance from Diabetes to Alzheimer's Disease: Identificação de potenciais alvos terapêuticos. CNS Neurol Disord Drug Targets 2019;18(3):172-84.

[22] Selkoe DJ. Clearing the Brain's Amyloid Cobwebs" [Limpando as teias de aranha amiloide do cérebro]. Neuron 2001; 32(2): 177-80.

[23] Miners JS, Barua N, Kehoe PG, Gill S, Love S. Aβ- Degrading Enzymes: Potencial para

Tratamento da doença de Alzheimer. J Neuropathol Exp Neurol 2011; 70(11): 944-59.

[24] Saido T, Leissring MA. Degradação proteolítica da proteína β amiloide. Cold Spring Harb Perspect Med 2012; 2(6): a006379.

[25] Willen K, Edgar JR, Hasegawa T, Tanaka N, Futter CE, Gouras GK. O acúmulo de Aβ causa o aumento do MVB e é modelado pelo VPS4A negativo dominante. Neurodegeneração Molecular 2017; 61.

[26] Arbel-Ornath M, Hudry E, Boivin JR, Hashimoto T, Takeda S, Kuchibhotla KV, Hou S, Lattarulo CR, Belcher AM, Shakerdge N, Trujillo PB, Muzikansky A, Betensky RA, Hyman BT, Bacskai BJ. O amiloide-β oligomérico solúvel induz a disomeostase do cálcio que precede a perda de sinapse no cérebro do rato vivo. Neurodegeneração Molecular 2017; 12 (27).

[27] Karran E, Mercken M, Strooper BD. A hipótese da cascata amiloide para a doença de Alzheimer

doença: uma avaliação para o desenvolvimento de terapêuticas. Nature 2011; 10(9): 698-12.

[28] Stockley JH, O'Neill C. Understanding BACE1: essential protease for amyloid-β

na doença de Alzheimer. Cell Mol Life Sci 2008; 65(20): 3265-89.

[29] Shi Y, Wang Y, Wei H. Dantrolene: Da hipertermia maligna à doença de Alzheimer. CNS Neurol Disord Drug Targets 2018; 18 (9): 668-76.

[30] Das B, Yan R. A Close Look at BACE1 Inhibitors for Alzheimer's Disease Treatment (Um olhar atento aos inibidores de BACE1 para o tratamento da doença de Alzheimer). Nature 2019; 33(3): 251-63.

[31] Holler CJ, Murphy MP. BACE1: Expressão, Regulação e Potencial Terapêutico da Beta-secretase principal da doença de Alzheimer. Curr Enzyme Inhib 2013; 9(1): 3-14.

[32] Singh A, Hasan A, Tiwari S, Pandey LM. Therapeutic Advancement in Alzheimer

Disease: Novas esperanças no horizonte? CNS Neurol Disord Drug Targets 2018; 17 (8): 571-89.

[33] Sathya M, Premkumar P, Karthick C, Moorthi P, Jayachandran KS, Anusuyadevi M. BACE1 na doença de Alzheimer. Clin Chim Ata 2012; 414: 171-8.

[34] Bodendorf U, Fischer F, Bodian D, Multhaupi G, Paganetti P. A Splice Variant of b-Secretase Deficient in the Amyloidogenic Processing of the Amyloid Precursor Protein. J Bio Chem 2001; 276(15): 12019-23.

[35] Terence M, Agustin Y, Carol B, Douglas E, Grimley EJ, John X, Nigel C, Margaret EM, David RC. The BACE gene: genomic structure and candidate gene study in late- onset Alzheimer's disease. NeuroReport 2001; 12(3): 631-4.

[36] Ehehalt R, Michel B, De Pietri Tonelli D, Zacchetti D, Simons K, Keller P. Splice variants of the β-site APP-cleaving enzyme BACE1 in human brain and pancreas. Biochem Biophys Res Commun 2002; 293(1): 30-7.

[37] Zohar O, Cavallaro S, D'Agata V, Alkon DL. Quantificação e distribuição de variantes de splice alternativo da β-secretase no cérebro de ratos e humanos. Mol Brain Res 2003; 115(1): 63-8.

[38] Tanahashi H, Tabira T. Three novel alternatively spliced isoforms of the human beta-site amyloid precursor protein cleaving enzyme (BACE) and their effect on amyloid beta-peptide production. Neurosci Lett 2001; 307(1): 9-12.

[39] Vassar R, Bennett BD, Babu-Khan S, Kahn S, Mendiaz EA, Denis P, Teplow DB, Ross S, Amarante P, Loeloff R, Luo Y, Fisher S, Fuller J, Edenson S, Lile J, Jarosinski MA, Biere AL, Curran E, Burgess T, Louis J-C, Collins F, Treanor J, Rogers G, Citron M. β-Secretase Cleavage of Alzheimer's Amyloid Precursor Protein by the Transmembrane Aspartic Protease BACE. Science 1999; 286(5440): 735-41.

[40] Shimizu H, Tosaki A, Kaneko K, Hisano T, Sakurai T, Nukina N. Crystal Structure of an Active Form of BACE1, an Enzyme Responsible for Amyloid β Protein Production (Estrutura cristalina de uma forma ativa de BACE1, uma enzima responsável pela produção da proteína β amiloide). Mol Cell Biol 2008; 28(11): 3663-71.

[41] Hong L, Koelsch G, Lin X, Wu S, Terzyan S, Chosh AK, Zhang XC, Tang J.

Estrutura dodomínio da protease da Memapsina 2 (β-Secretase) complexada com inibidor. Science 2000; 290(5489): 150-3.

[42] Turner RT, Hong L, Koelsch G, Ghosh AK, Tang J. Localizações estruturais e papéis funcionais dos novos subsítios S5, S6 e S7 na memapsina 2 (beta-secretase). Biochem 2005; 44(1): 105-12.

[43] Kwat Y-D, Wang R, Li JJ, Zhang Y-W, Xu H, Liao F-F. Regulação diferencial da expressão de BACE1 por sinais oxidativos e nitrosativos. Molecular Neurodegeneration 2011; 6(17).

[44] Schmechel A, Strauss M, Schlickssupp A, Pipkorn R, Haass C, Bayer TA, Multhaup G. Human BACE forms dimers and colocal- izes with APP. J Biol Chem 2004; 279(38): 39710- 17.

[45] Haniu M, Denis P, Young Y, Mendiaz EA, Fuller J, Hui JO, Bennett BD, Kahn S, Ross S, Burgess T, Katta V, Rogers G, Vassar R, Citron M. Caracterização da proteína secretase BACE da doença de Alzheimer □: UM MEMBRO DA FAMÍLIA PEPSINA COM PROPRIEDADES INCOMUNS. J Biol Chem 2000; 275(28): 21099-06.

[46] Benjannet S, Elagoz A, Wickham L, Mamarbachi M, Munzer JC, Basak A, Lazure C, Cromlish JA, Sisodia S, Checler F, Chretien M, Seidah NG. Processamento pós-tradução da beta-secretase (enzima de conversão de amiloide beta) e sua queda do ectodomínio. J Biol Chem 2001; 276(14): 10879-87.

[47] Costantini C, Ko MH, Jonas MC, Puglielli L. Uma forma reversível de acetilação da lisina no lúmen do ER e do Golgi controla a estabilização molecular de BACE1. Biochem J 2007; 407(3): 383-95.

[48] Ko MH, Puglielli L. Two Endoplasmic Reticulum (ER)/ER Golgi Intermediate Compartment-based Lysine Acetyltransferases Post-Translationally Regulate BACE1 Levels. J Biol Chem 2008; 284(4): 2482-92.

[49] Bennett BD, Denis P, Haniu M, Teplow DB, Kahn S, Louis J-C, Citron M, Vassar RA. Furin-like Convertase Mediates Propeptide Cleavage of BACE, the Alzheimer's β-Secretase. J Biol Chem 2000; 275(48): 37712-7.

[50] Capell A, Steiner H, Willem M, Kaiser H, Meyer C, Walter J, Haass C. Maturação e clivagem de pró-peptídeos da β-secretase. J Biol Chem 2000; 275(40): 30849-54.

[51] Huse JT, Pijak DS, Leslie GJ, Lee VM-Y, Doms RW. Maturação e orientação endossómica da enzima de corte da proteína precursora de amiloide do sítio b. J Biol Chem 2000; 275(43): 33729-37.

[52] Sanneruda R, Declercka I, Perica A, Raemaekersa T, Menendez G, Zhoub L, Veerlea B, Coena K, Muncke S, Strooperb BD, Schiavo G, Annaert W. O fator de ribosilação ADP 6 (ARF6) controla o processamento da proteína precursora de amiloide (APP) mediando a ordenação endossómica de BACE1. Proc Natl Acad Sci 2011; 108(34): E559-68.

[53] He X, Chang W-P, Koelsch G, Tang J. O domínio citosólico da memapsina 2 (L-secretase) liga-se aos domínios VHS de GGA1 e GGA2: implicações no mecanismo de endocitose da memapsina 2. FEBS Lett 2002; 524(1-3): 183-7.

[54] He X, Zhu G, Koelsch G, Rodgers KK, Zhang XC, Tang J. Caracterização Bioquímica e Estrutural da Interação do Domínio Citosólico da Memapsina 2 (β-Secretase) com o Domínio VHS das Proteínas GGA. Biochemistry 2003; 42(42): 12174-80.

[55] He X, Li F, Chang W-P, Tang J. As proteínas GGA medeiam a via de reciclagem da Memapsina 2 (BACE). J Biol Chem 2004; 280(12): 11696-03.

[56] Von Arnim CAF, Tangredi MM, Peltan ID, Lee BM, Irizarry MC, Kinoshita A, Hyman BT. Demonstração da fosforilação de BACE (β-secretase) e da sua interação com GGA1 em células por microscopia de imagem fluorescente. J Cell Sci 2004; 117(22): 5437-45.

[57] Von Arnim CAF, Spoelgen R, Peltan ID, Deng M, Courchesne S, Koker M, Matsui T, Kowa H, Lichtenthaler SF, Irizarry MC, Hyman BT. GGA1 Acts as a Spatial Switch Altering Amyloid Precursor Protein Trafficking and Processing. J Neurosci 2006; 26(39): 9913-22.

[58] Wahle T, Prager K, Raffler N, Haass C, Famulok M, Walter J. As proteínas GGA regulam o transporte retrógrado de BACE1 dos endossomas para a rede trans-Golgi. Mol Cell Neurosci 2005; 29(3): 453-61.

[59] Finan GM, Okada H, Kim T-W. BACE1 Retrograde Trafficking Is Uniquely Regulated by the Cytoplasmic Domain of Sortilin. J Biol Chem 2011; 286(14): 12602-16.

[60] Kang EL, Cameron AN, Piazza F, Walker KR, Tesco G. Ubiquitin Regulates GGA3- mediated Degradation of BACE1. J Biol Chem. 2010; 285(31): 24108-19.

[61] Tesco G, Koh YH, Kang EL, Cameron AN, Das S, Sena-Esteves M, Hiltunen M, Yang SH, Zhong Z, Shen Y, Simpkins JW, Tanzi RE. A depleção de GGA3 estabiliza a BACE e aumenta a atividade da b-secretase. Neuron 2007; 54(5): 721-37.

[62] Santosa C, Rasche S, Barakat A, Bellingham SA, Ho M, Tan J, Hill AF, Masters CL, McLean C, Evin G. Diminuição da expressão da proteína GGA3 no córtex frontal da doença de Alzheimer e aumento da co-distribuição de BACE com a proteína precursora amiloide. Neurobiol Des 2011; 43(1): 176-83.

[63] Sarajarvi T, Haapasalo A, Viswanathan J, Makinen P, Laitinen M, Soininen H, Hiltunen M. A regulação negativa de Seladin-1 aumenta os níveis e a atividade de BACE1 através de uma maior depleção de GGA3 durante a apoptose. J Biol Chem 2009; 284(49): 34433-43.

[64] Hussain I, Hawkins J, Shikotra A, Riddell DR, Faller A. Characterization of the Ectodomain Shedding of the β-Site Amyloid Precursor Protein-cleaving Enzyme 1 (BACE1). J Biol Chem 2003; 278(38): 36264-8.

[65] Moussa-Pacha NM, Abdin SM, Omar HA, Alniss H, Al-Tel TH. Inibidores de BACE1: Estado atual e direção futura no tratamento da doença de Alzheimer. Med Res Rev 2019; 1-46.

[66] Xu Y, Li M, Greenblatt H, Chen W, Paz A, Dym O, Peleg Y, Chen T, Shen X, He J, Jiang H, Silman I, Sussman JL. Flexibility of the flap in the active site of BACE1 as revealed by crystal structures and molecular dynamics simulations. Ata Crystallogr D Biol Crystallogr. 2012; 68(1): 13-25.

[67] Barman A, Prabhakar R. Informações computacionais sobre as especificidades do substrato e do local, mecanismo catalítico e estados de protonação da díade Asp catalítica da β-secretase. Scientifica 2014; 1-11.

[68] Patel S, Vuillard L, Cleasby A, Murray CW, Yon J. Estrutura do complexo Apo e inibidor de BACE (β-secretase). J Mol Bio 2004; 343(2): 407-16.

[69] Yuan J, Venkatraman S, Zheng Y, McKeever BM, Dillard LW, Singh SB. Projeto baseado em estrutura de inibidores da enzima 1 de clivagem de APP no local β (BACE1) para o tratamento da doença de Alzheimer. J Med Chem 2013; 56(11): 4156-80.

[70] Vassar R. β -Secretase (BACE) como alvo de fármacos para a doença de Alzheimer. Adv Drug
Delivery Rev 2002; 54(12): 1589-02.

[71] Saunders AJ, Kim T-W, Tanzi RE. BACE Maps to Chromosome 11 and a BACE Homolog, BACE2, Reside in the Obligate Down Syndrome Region of Chromosome 21. Science 1999; 286(5443): 1255a-1255.

[72] Wang H, Li R, Shen Y. β-Secretase: sua biologia como alvo terapêutico em doenças, Trends Pharmacol Sci 2013; 34(4): 215-25.

[73] Vassar R, Kuhn P-H, Haass C, Kennedy ME, Rajendran L, Wong PC, Lichtenthaler SF. Função, potencial terapêutico e biologia celular das proteases BACE: estado atual e perspectivas futuras. J Neurochem 2014; 130(1): 4-28.

[74] Vetrivel KS, Meckler X, Chen Y, Nguyen PD, Seidah NG, Vassar R, Wong PC, Fukata M, Kounnas MZ, Thinakaran G. Alzheimer Disease Aβ Production in the Absence of S- Palmitoylation-dependent Targeting of BACE1 to Lipid Rafts. J Biol Chem 2008; 284(6): 3793-03.

[75] Motoki K, Kume H, Oda A, Tamaoka A, Hosaka A, Kametani F, Araki W. A geração de β-amiloide neuronal é independente da associação de jangada lipídica da β-secretase BACE1: análise com um mutante deficiente em palmitoilação. Brain Behav 2012; 2(3): 270-82.

[76] Charollais J, Van Der Goot FG. Palmitoilação de proteínas de membrana (Revisão), Mol Memb Biol 2009; 26(1-2): 55-66.

[77] Walter J, Fluhrer R, Hartung B, Willem M, Kaether C, Capell A, Lammich S, Multhaup G, Haass C. Phosphorylation Regulates Intracellular Trafficking of b-Secretase. J Biol Chem 2001; 276(18): 14634-41.

[78] Pastorino L, Ikin AF, Nairn AC, Pursnani A, Buxbaum JD. O terminal carboxílico de BACE contém um sinal de triagem que regula o tráfego de BACE, mas não a formação de Aβ total. Mol Cell Neurosci 2002; 19(2): 175-85.

[79] Ding Y, Ko MH, Pehar M, Kotch F, Peters NR, Luo Y, Salamat SM, Puglielli L. A inibição bioquímica das acetiltransferases ATase1 e ATase2 reduz os níveis de β-secretase (BACE1) e a geração de Aβ. J Bio Chem 2012; 287(11): 8428-33.

[80] Araki W. Regulação pós-tradução da β-secretase BACE1. Brain Res Bull 2016; 126: 170-7.

[81] Kang EL, Biscaro B, Piazza F, Tesco G. A endocitose e o tráfego da proteína BACE1 são regulados diferencialmente pela ubiquitinação na lisina 501 e pelo motivo di-leucina no terminal carboxílico. J Bio Chem 2012; 287(51): 42867-80.

[82] Chia PZC, Toh WH, Sharples R, Gasnereau I, Hill AF, Gleeson PA. Itinerário intracelular da β-secretase internalizada, BACE1, e seu potencial impacto na biogênese do peptídeo β-amiloide. Tráfego 2013; 14(9): 997-13.

[83] Zhu L, Su M, Lucast L, Liu L, Netzer WJ, Gandy SE, Cai D. Dynamin 1 regula a geração de amiloide através da modulação de BACE-1. PLoS ONE 2012; 7(9): e45033.

[84] Goldenring JR. Reciclagem de endossomas. Curr Opin Cell Biol 2015; 35: 117-22.

[85] Udayar V, Buggia-Prevot V, Guerreiro RL, Siegel G, Rambabu N, Soohoo AL, Ponnusamy M, Siegenthaler B, Bali J, AESG, Simons M, Ries J, Puthenveedu MA, Hardy J, Thinakaran G, Rajendran L. Uma tela de superexpressão de RNAi e RabGAP emparelhada identifica Rab11 como um regulador da produção de β-amiloide. Cell Rep 2013; 5(6): 1536-51.

[86] Vassar R, Kandalepas PC. A enzima β-secretase BACE1 como um alvo terapêutico para
Doença de Alzheimer. Alzheimer's Res Ther 2011; 3(20).

[87] Dislich B, Lichtenthaler SF. A aspartil protease BACE1 ligada à membrana: molecular e propriedades funcionais na doença de Alzheimer e não só. Front Phys 2012; 3.

[88] Haass C, Selkoe DJ, Soluble protein oligomers in neurodegeneration: lessons from the Péptido β amiloide de Alzheimer. Mol Cell Bio 2007; 8: 101-12.

[89] Citron M, Oltersdorf T, Haass C, McConlogue L, Hung AY, Seubert P, Vigo-Pelfrey C, Lieberburg I, Selkoe DJ. Mutation of the β-amyloid precursor protein in familial Alzheimer's disease increases β-protein production. Nature 1992; 360: 672-4.

[90] Heber S, Herms J, Gajic V, Hainfellner J, Aguzzi A, Rulicke T, Kretzschmar H, von Koch C, Sisodia S, Tremml P, Lipp H-P, Wolfer DP, Muller U. Mice with Combined Gene Knock- Outs Reveal Essential and Partially Redundant Functions of Amyloid Precursor Protein Family Members. J Neurosci 2000; 20(21): 7951-63.

[91] Eggert S, Paliga K, Soba P, Evin G, Masters CL. Weidemann A, Beyreuther K. O processamento proteolítico dos membros da família de genes da proteína precursora amiloide APLP-1 e APLP-2 envolve clivagens α-, β-, γ- e ϵ-like. J Biol Chem 2004; 279 (18): 18146-56.

[92] Li Q, Sudhof TC. Cleavage of Amyloid-β Precursor Protein and Amyloid-β Precursor-like Protein by BACE 1. J Biol Chem 2003; 279(11): 10542-50.

[93] Hu X, Hicks CW, He W, Wong P, Macklin WB, Trapp BD, Yan R. BACE1 modula a mielinização no sistema nervoso central e periférico. Nature Neurosci. 2006; 9: 1520-5.

[94] Mei L, Xiong, WC. Neuregulin1 no desenvolvimento neural, plasticidade sináptica e esquizofrenia. Nat Rev Neurosci 2008; 9: 437-52.

[95] Carteron C, Ferrer-Montiel A, Cabedo H. Characterization of a neural-specific splicing form of the human neuregulin3 gene involved in oligodendrocyte survival. J Cell Sci 2006; 119: 898-909.

[96] Kao WT, Wang Y, Kleinman JE, Lipska BK, Hyde TM, Weinberger DR, Law AJ. A variação genética comum na Neuregullin 3 (*NRG3*) influencia o risco de esquizofrenia e tem impacto na expressão *da NRG3* no cérebro humano. Proc Natl Acad Sci 2010; 107(35): 15619-24.

[97] Wong HK, Sakurai T, Oyama F, Kaneko K, Wada K, Miyazaki H, Kurosawa M, De Strooper B, Saftig P, Nukina N. (2005). As subunidades β dos canais de sódio dependentes de voltagem são novos substratos da enzima de corte da proteína precursora de amiloide do local β (BACE1) e da γ-secretase. J Biol Chem 2005; 280: 23009-17.

[98] Kim DY, Carey BW, Wang H, Ingano LA, Binshtok AM, Wertz MH, Pettingell WH, He P, Lee VM, Woolf CJ, Kovacs DM. BACE1 regula os canais de sódio dependentes de voltagem e a atividade neuronal. Nat Cell Biol 2007; 9: 755-64.

[99] Kovacs DM, Gersbacher MT, Kim DY. As secretases de Alzheimer regulam os canais de sódio dependentes de voltagem. Neurosci Lett 2010; 486(2): 68-72.

[100] Kitazume S, Nakagawa K, Oka R, Tachida Y, Ogawa K, Luo Y, Citron M, Shitara H, Taya C, Yonekawa H, Paulson JC, Miyoshi E, Taniguchi N, Hashimoto Y. Clivagem in vivo da alfa2,6-sialiltransferase pela beta-secretase de Alzheimer. J Biol Chem 2004; 280: 8589-95.

[101] Sugimoto I, Futakawa S, Oka R., Ogawa K, Marth JD, Miyoshi E, Taniguchi N, Hashimoto Y, Kitazume S. A clivagem da alfa2,6-sialiltransferaseI do beta-galactosídeo por BACE1 aumenta a sialilação de glicoproteínas solúveis. Um novo mecanismo de regulação da alfa 2,6-sialilação. J Biol Chem 2007; 282: 34896-903.

[102] Lichtenthaler SF, Dominguez DI, Westmeyer GG, Reiss K, Haass C, Saftig P, DeStrooper B, Seed B. A proteína de adesão celular P-selectinglycoproein ligand-1 é um substrato para a aspartilprotease BACE1. J Biol Chem 2003; 278: 48713-9.

[103] Carlow DA, Gossens K, Naus S, Veerman KM, Seo W, Zil-tener HJ. Função do PSGL-1 na imunidade e na homeostase do estado estacionário. Immunol Rev 2009; 230: 75-96.

[104] Kuhn PH, Marjaux E, Imhof A, De Strooper B, Haass C, Lichtenthaler SF. Proteólise intramembranar regulada do recetor de interleucina-1II por alfa, beta e gama-secretase. J Biol Chem 2007; 282: 11982-95.

[105] Lillis AP, Van Duyn LB, Murphy-Ullrich JE, Strickland DK. LDL recetor-related protein 1: unique tissue-specific functions revealed by selective gene knockout studies. Physiol Rev 2006; 88: 887-918.

[106] Wagner T, Pietrzik CU. O papel dos receptores de lipoproteínas na função fisiológica da APP. Ex Brain Res 2012; 2017: 377-87.

[107] Basi G, Frigon N, Barbour R, Doan T, Gordon G, McConlogue L, Sinha S, Zeller M. Antagonistic Effects of β-Site Amyloid Precursor Protein-cleaving Enzymes 1 and 2 on β-Amyloid Peptide Production in Cells. J Biol Chem 2003; 278(34): 31512-20.

[108] Bennett BD, Babu-Khan S, Loeloff R, Louis J-C, Curran E, Citron M, Vas R. Expression Analysis of BACE2 in Brain and Peripheral Tissues (Análise da expressão de BACE2 em tecidos cerebrais e periféricos). J Biol Chem 2000; 275(27): 20647-51.

[109] Esterhazy D, Stutzer I, Wang H, Rechsteiner MP, Beauchamp J, Dobeli H, Hilpert H, Matile H, Prummer M, Schmidt A, Lieske N, Boehm B, Marselli L, Bosco D, Kerr-Conte J, Aebersold R, Spinas GA, Moch H, Migliorini C, Stoffe M. Bace2 é uma protease enriquecida com células β que regula a função e a massa das células β pancreáticas. Cell Metab 2011; 14(3): 365-77.

[110] Ahmed RR, Holler CJ, Webb RL, Li F, Beckett TL, Murphy MP. BACE1 e BACE2 actividades enzimáticas na doença de Alzheimer. J Neuro chem. 2010; 112(4): 1045-53.

[111] Oehlrich D, Prokopcova H, Gijsen HJM. A evolução dos inibidores de BACE1 penetrantes no cérebro à base de amidina. Bioorg Med Chem Lett 2014; 24 (9): 2033-45.

[112] Yan R, Vassar R. Targeting the β secretase BACE1 for Alzheimer's disease therapy. Lancet Neurol 2014; 13: 319-29.

[113] Mullard A. Inibidor de BACE em ensaio sobre Alzheimer. Nat Rev Drug Disc. 2017; 16(3): 155.

[114] Piton M, Hirtz C, Desmetz C, Milhau J, Lajoix AD, Bennys K, Lehmann S, Gabelle A. Alzheimer's disease: advances in drug development. J Alzheimers Dis. 2018; 65(1): 3-13.

[115] Kim J, Basak JM, Holtzman DM. The role of apolipoprotein E in Alzheimer's disease (O papel da apolipoproteína E na doença de Alzheimer).
Neurónio. 2009;63(3):287-303.

[116] James BD, et al. Fase TDP-43, patologias mistas e demência clínica do tipo Alzheimer. Brain. 2016;139(11):2983–93.

[117] Hardy J, Allsop D. A deposição de amiloide como evento central na etiologia da
Doença de Alzheimer. Trends Pharmacol Sci. 1991;12(10):383-8.

[118] Chun H, Lee CJ. Astrócitos reativos na doença de Alzheimer: uma faca de dois gumes. Neurosci Res. 2018;126:44-52.

[119] Frost GR, Li YM. The role of astrocytes in amyloid production and Alzheimer's disease (O papel dos astrócitos na produção de amiloide e na doença de Alzheimer).
Open Biol. 2017;7(12):170228.

[120] Dominguez D, et al. Phenotypic and biochemical analyses of BACE1- and BACE2- deficient mice. J Biol Chem. 2005;280(35):30797–806.

[121] Ohno M, et al. A eliminação do gene BACE1 previne a perda de neurónios e os défices de memória em ratinhos transgénicos 5XFAD APP/PS1. Neurobiol Dis. 2007;26(1):134-45.

[122] Maloney JA, et al. Molecular mechanisms of Alzheimer disease protection by the A673T allele of amyloid precursor protein. J Biol Chem. 2014;289(45):30990–1000.

[123] Jonsson T, et al. Uma mutação na APP protege contra a doença de Alzheimer e

o declínio cognitivo relacionado com a idade. Nature. 2012;488(7409):96-9.

[124] Carroll CM, Li YM. Physiological and pathological roles of the gamma-secretase complex. Brain Res Bull. 2016;126(Pt 2):199-206.

[125] De Strooper B. Lessons from a failed gamma-secretase Alzheimer trial. Cell. 2014;159(4):721-6.

[126] Tan J, Evin G. Beta-site APP-cleaving enzyme 1 trafficking and Alzheimer's disease
patogénese. J Neurochem. 2012;120(6):869-80.

[127] Li X, et al. Previsão da atividade hidrolítica da memapsina 2 (beta-secretase). Protein Sci. 2010;19(11):2175-85.

[128] Ghosh AK, Osswald HL. Inibidores de BACE1 (beta-secretase) para o tratamento de
Doença de Alzheimer. Chem Soc Rev. 2014;43(19):6765-813.

[129] Ghosh AK, et al. Estudos estruturais de design, síntese e raios-X de inibidores de BACE-1 contendo 2-oxopiperazinas substituídas como ligantes P1 '-P2'. Bioorg Med Chem Lett. 2017;27(11):2432-8.

[130] Yuan J, et al. Conceção baseada na estrutura da enzima de clivagem da APP de sítio beta 1 (BACE1)
para o tratamento da doença de Alzheimer. J Med Chem. 2013;56(11):4156-80.

[131] Stamford A, Strickland C. Inibidores de BACE para o tratamento da doença de Alzheimer: uma história de descoberta de medicamentos baseada em fragmentos. Curr Opin Chem Biol. 2013;17(3):320-8.

[132] Butini S, et al. Novos peptidomiméticos como inibidores de BACE-1: síntese, modelação molecular e estudos biológicos. Bioorg Med Chem Lett. 2013;23(1):85-9.

[133] Ghosh AK, Brindisi M, Tang J. Desenvolvimento de inibidores da beta-secretase para o tratamento de
Doença de Alzheimer. J Neurochem. 2012;120(Suppl 1):71-83.

[134] Koelsch G. BACE1 Function and Inhibition: implications of intervention in the amyloid
da patologia da doença de Alzheimer. Molecules. 2017;22(10):1723.

[135] Zhu K, et al. Consequências da inibição farmacológica da BACE na estrutura e

função sinápticas. Biol Psychiatry. 2018;84(7):478-87.

[136] Das S, Chakraborty S, Basu S. Conceção baseada em fragmentos para a geração de novas pistas contra BACE1. Cent Nerv Syst Agents Med Chem. 2015;15(1):52-64.

[137] Kennedy ME, et al. O inibidor de BACE1 verubecestat (MK-8931) reduz a beta-amiloide do SNC em modelos animais e em doentes com doença de Alzheimer. Sci Transl Med. 2016;8(363):363ra150.

[138] Zwan MD, et al. Impacto diagnóstico da PET [18F]flutemetamol na demência de início precoce. Alzheimers Res Ther. 2017;9(1):2.

[139] Shimshek DR, et al. A inibição farmacológica de BACE1 e BACE2 induz a despigmentação do cabelo através da inibição do processamento de PMEL17 em ratinhos. Sci Rep. 2016;6:21917.

[140] Shimshek DR, et al. A inibição farmacológica de BACE1 e BACE2 induz a despigmentação do cabelo através da inibição do processamento de PMEL17 em ratinhos. Sci Rep. 2016;6:21917.

[141] Eketjall S, et al. AZD3293: um novo inibidor de BACE1, ativo por via oral, com elevada potência e permeabilidade e uma cinética de débito acentuadamente lenta. J Alzheimers Dis. 2016;50(4):1109-23.

[142] Cebers G, et al. AZD3293: efeitos farmacocinéticos e farmacodinâmicos em doentes saudáveis
indivíduos e doentes com doença de Alzheimer. J Alzheimers Dis. 2016;55(3):1039-53.

[143] Sakamoto K, et al. Lanabecestat (AZD3293), um inibidor da BACE1, num estudo de fase 1 com indivíduos japoneses saudáveis: farmacocinética e efeitos sobre os péptidos Abeta no plasma e no líquido cefalorraquidiano. J Clin Pharmacol. 2017;57(11):1460-71.

[144] Timmers M, et al. Pharmacodynamics of atabecestat (JNJ-54861911), an oral BACE1 inhibitor in patients with early Alzheimer's disease: randomized, double-blind, placebo- controlled study. Alzheimers Res Ther. 2018;10(1):85.

[145] Timmers M, et al. Profiling the dynamics of CSF and plasma Abeta reduction after treatment with JNJ-54861911, a potent oral BACE inhibitor. Alzheimers Dement (N Y). 2016;2(3):202-12.

[146] Lahiri DK, et al. Lessons from a BACE1 inhibitor trial: off-site but not off

base. Alzheimers Dement. 2014;10(5 Suppl):S411-9.

[147] Biogen. O estudo clínico de fase II do elenbecestat demonstra segurança e tolerabilidade no CCL e na doença de Alzheimer ligeira a moderada aos 18 meses [comunicado de imprensa]. 2018 Jun 4. http://inves tors. bioge n.com/news-relea ses/news-relea se-detai ls/phase -ii-clini calstudy - elenb ecest at-demon strat es-safet y-and. Acedido em 24 de janeiro de 2019.

[148] Eisai Global. Eisai apresenta os primeiros dados clínicos do inibidor BACE E2609 na conferência internacional da Alzheimer's Association 2012. 2012 Jul 19. https ://www.eisai .com/news/news2 01247 .html. Acedido em 24 de janeiro de 2019.

[149] Neumann U, et al. O inibidor de BACE-1 CNP520 para ensaios de prevenção na doença de Alzheimer
doença. EMBO Mol Med. 2018;10(11):e9316.

[150] Dobrowolska Zakaria JA, Vassar RJ. Um inibidor promissor, novo e único de BACE1
surge na tentativa de prevenir a doença de Alzheimer. EMBO Mol Med. 2018;10(11):e9717.

[151] Bruno PI, Mark W. Investigational BACE inhibitors for the treatment of Alzheimer's
doença. Opinião de especialistas sobre medicamentos em investigação. 2019; 1-9.

MIX
Papier aus verantwortungsvollen Quellen
Paper from responsible sources
FSC® C105338

Printed by Books on Demand GmbH, Norderstedt / Germany